# 医師が教える
# 長生きする牛乳の飲み方

和田秀樹
Wada Hideki

アスコム

ヨボヨボの人

イキイキしてる人

# 3つの違い

その1

ヨボヨボの人は

コレステロール値は
低いほうが健康だと
思っている

イキイキしてる人は

コレステロール値は気にせず
好きなものを食べている

# 免疫力が違う

## その2

ヨボヨボの人は

野菜中心の
粗食生活を好む

イキイキしてる人は

肉も魚も野菜も甘いものも
バランスよく食べる

# 筋肉量が違う

## その3

ヨボヨボの人は

骨粗しょう症が心配で
薬を飲んでいる

イキイキしてる人は

薬に頼らず
食事の栄養を重視している

# 骨の強さが違う

脱ヨボヨボを目指したいなら

# 牛乳

を味方につけましょう。

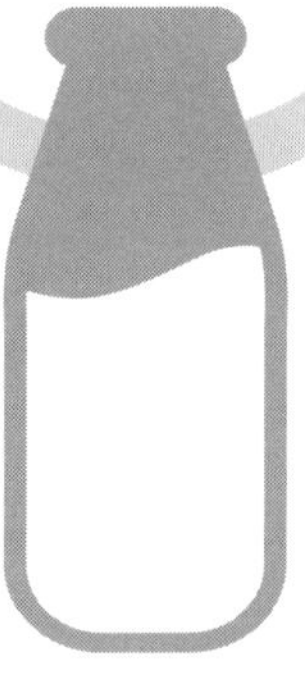

はじめに

# 高齢者専門の精神科医の私が 牛乳 をおすすめする理由

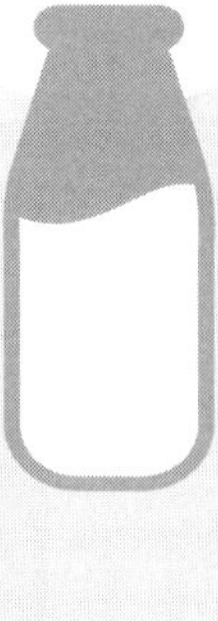

——。

## 低栄養と薬、コロナ禍の対策が高齢者の元気を奪ってヨボヨボにした

高齢者専門の精神科医の私から見て、中高年の多くは圧倒的に栄養が不足しています。それには二つの理由があって、一つは年齢とともに消化力が落ちて食事量が減ること。もう一つは「健康のために」「病気になりにくいから」と、「これは食べる」「これは食べない」という偏食です。こうした食習慣が招いてしまうのが低栄養。そして、これがどれだけ中高年にとって危険なことか……。

特に**中高年以降に不足しがちな栄養素は、たんぱく質と脂質。**多くの人にとって、たんぱく質が多く含まれる肉などが消化に負担がかかるため摂取量が減り、野菜などを中心にした食生活にシフトする傾向にあるようです。

たんぱく質は筋肉をつくる大切な栄養なので、不足すると足腰が真っ先に弱く

なります。そして、ここから畳みかけるように老化が始まります。歩くのがしんどくなって外出や人に会う機会、会話が減って認知機能が落ちる、内臓も弱くなる、肌も衰えるなど**ヨボヨボまっしぐら**です。

脂質については、コレステロール値を気にして摂取量を抑えることを意識する人が増えます。しかし、コレステロール値が低く基準値に近ければ近いほうが安心というのは大きな勘違い。コレステロール値は高齢になれば基準値より高いくらいが病気になりにくいのですから。また、コレステロールは免疫細胞の材料であるにもかかわらず、避けてしまうことで免疫機能を低下させてしまいます。すると、感染症や病気のリスクが高まり、イキイキから遠ざかってしまうのです。

こうした低栄養や免疫機能の低下に加えて、ボケること、病気や死ぬことなど、高齢になると健康が失われていくことに過剰な恐怖心を抱き、病院通いが始まって薬が増えていくことも、**ヨボヨボを加速**している場合があります。

薬は病気を治すためのものだから悪いわけではないけれど、薬頼みは副作用の危険性もあるので考えものです。

例えば、**骨粗しょう症の薬に頼りすぎて胃腸障害を起こす、認知症の薬で失禁症になる。それに気づかず、胃腸や失禁症を改善する薬を出してしまう医者もいます。薬ループにはまり、薬漬けから抜けられません。**

このように、**高齢者にはヨボヨボになる理由がそろっている**のです。

そしてもうひとつ、高齢者の不健康に拍車をかけたのは、新型コロナウイルスが蔓延していた時期に、「外出は控えて」と家の中に閉じ込めたことです。

日本の医療はこれで大丈夫なのか、と疑問でなりません。

2020年4月に緊急事態宣言が発令され、移動や人と話す自由が大きく制限されました。特に高齢者に対しては、感染しないことを最優先として、家の中に閉じ込めようとしたのです。その結果、足腰が弱り、ひとり暮らしの方は会話をする機会が減りました。また、大切な家族と会えない、最後かもしれない旅行もできず、**人生の娯楽を奪われたことでヨボヨボになった高齢者が増えた**のです。

その後はアルコール消毒やマスクの着用が推奨され、日常的にウイルスや細菌に接する機会が激減。免疫系が十分に訓練されず、免疫機能の低下につながったのだと思います。

## 高齢者を低栄養から救い、免疫機能を高める牛乳こそ味方につけるべき

医療は病気を治すためのもので、治療や薬でしんどい症状を改善します。しか

し、**人を元気にするのは医療ではなく、栄養や免疫、そして娯楽**なのです。元気で長生きするのに必要なのは、病気にならないように薬を飲む、粗食や偏食にするその前に、栄養状態をよくして免疫機能を上げて楽しく過ごすことなのです。

栄養状態がよければ、年齢よりも若々しく見えるはずです。野菜に重きをおくのではなく、不足しがちなたんぱく質をしっかりとれていれば、肌や髪は若々しく、血管や筋肉も強くて老けづらい。血管が丈夫なら脳出血などにもなりにくい。さらに、筋肉があれば颯爽《さっそう》と歩けて加齢に伴う筋肉の減少や筋力の低下（サルコペニア）の防止や、脳の活性化にもつながり認知症のリスクも下がります。

無意味に嫌ったコレステロールをしっかりとれば、免疫機能が高まって病気のリスクは減るし、女性ホルモンや男性ホルモンが活性化して意欲にあふれ、人付き合いを大切にするようになります。漠然と健康への不安を抱えるより、栄養状態を底上げするほうが、**イキイキと健康長寿を全うするためには建設的**なのです。

しかし、高齢になると食が細くなるのも事実。「肉は苦手なので、プロテインや豆腐でもいいですか?」と聞かれることがあります。結論から言うと「NO」。

プロテインは確かにたんぱく質の摂取量を確保できますが、それ以外の栄養素はあまり期待できません。豆腐も良質なたんぱく質ではありますが、高齢者に大切な免疫やホルモンの材料となるコレステロールがとれません。

こういうときに便利なのが「牛乳」です。牛乳には次のようなよさがあります。

- 五大栄養素が含まれていて完全栄養食に近い
- 不足しがちなたんぱく質を補いやすい
- 免疫細胞の材料となるコレステロールがとれる
- 骨の材料であるカルシウムの吸収率が高い

●消化の負担が小さく、食欲がないときでも飲みやすい
●歯が悪くても飲める
●朝飲めばよい睡眠に導かれ、昼飲めば活動的に、夜飲めば骨が健康になる
●水分補給代わりに手軽にとれる
●コーヒー、ココア、いちごやキウイなどを入れてもおいしい
●塩と相性がよくて料理にも使える
●ヨーグルト、バター、生クリームなど、身近な乳製品でも同様の栄養がとれる
●スイーツの材料にもなるので、甘いものを食べて幸せになれる

こうした強みがあることが、私が中高年に牛乳をすすめる理由です。本書では牛乳の健康効果やとり方のコツがたくさん紹介されています。参考にして、ぜひ**「毎日牛乳」**を実践してみてください。**イキイキと過ごすための第一歩**になります。

# 目次

## 牛乳が体によい理由



## 牛乳が中高年に特によい理由

# 第2章 牛乳の栄養と健康効果

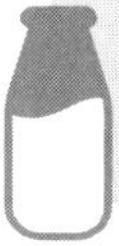

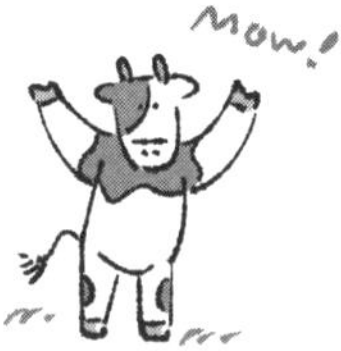


## 第3章 長生きする牛乳の飲み方

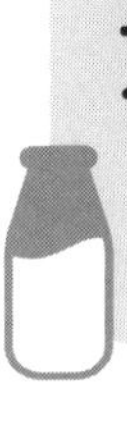

### 朝昼夜のどの時間帯に飲むかで効果が全然違う！

## 季節による不調にも牛乳は強い味方になる



## 「何と一緒にとるか」でさらにうれしい健康効果



## 牛乳の栄養素を最大限、吸収する飲み方のポイント

# 第4章

## 牛乳をもっと食卓に!
## ミルクレシピ10

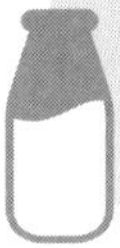

ミルクドリンク 1
ミルクセーキ
優しい甘さで懐かしの味のプロテインドリンク
……140

ミルクドリンク 2
オレンジミルクラッシー
お疲れのときにも美肌対策にも牛乳パワーを
……141

ミルクドリンク 3
バナナレモンダブルミルク
バナナのサポートでたんぱく質を有効活用
……142

ミルクドリンク 4
ザクザクいちごのダブルミルクドリンク
+ビタミンCで肌の酸化を防ぐ美肌ドリンク
……143

ミルクドリンク 5
黒ごまきな粉のホットココア
3食材のたんぱく質で代謝を上げる
……144

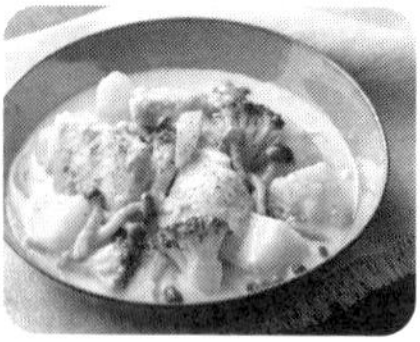

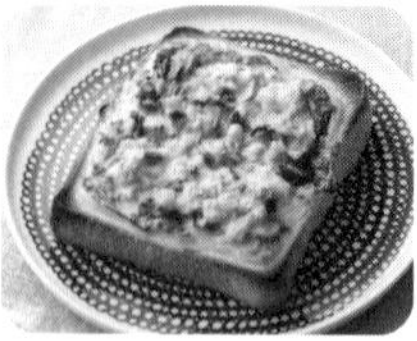

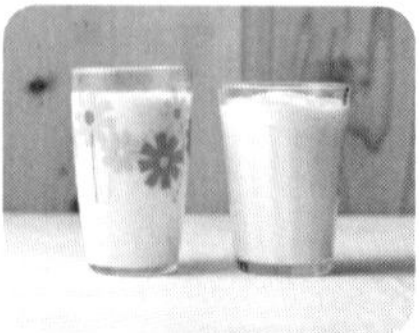

## 第5章 もっと好きになる！ 牛乳の新常識



## 第6章 和田式 好きなものを楽しく食べる生き方

### 薬は病気を治し、栄養は人を元気にする

第1章

# あなたの健康は牛乳で守れる

長きにわたり悪者にされてきた牛乳。ですが中高年はもちろん、高齢者に欠かせない深い理由があります。

# なぜ、牛乳は悪者になったのか？

## 「粗食こそが健康食」という考えが乳製品を悪者にした――。

日本は長らくの間、長寿国だと世界中から注目されています。それを支える鍵となるのが「粗食」という、日本ならではの昔からの食スタイルだと思われてきました。

粗食には厳密な定義はありませんが、主食の米は玄米など未精製のもの、魚介類はなるべく丸ごと食べられるメザシやシシャモ、アジやイワシ、シラスなど。さらに、みそや豆腐などの大豆製品、緑黄色野菜や根菜、海藻類やきのこ類などを中心とした食事というのが広く浸透しています。

粗食に肉や乳製品が含まれないのには三つ理由があって、一つは日本では昔から肉や乳製品は高価なものであったため、食べる機会が少なかったこと。二つめは日本人は農耕民族なので、欧米人と違って肉や牛乳などの乳製品は消化するのに負担がかかり、体に合わないという考え方をもっていた人もいたこと。三つめは、現代になってからは病気の影響などを考えてコレステロールなど動物性の脂質を避ける傾向にあったから。

こうして、**米と豆と野菜を昔から食べていたからこそ長寿国なのだという思い込みが、多くの日本人にすり込まれていきました。**

しかし、よく考えてください。長寿といわれたのは戦後の１９４７年以降です。それまでも粗食ではありましたが、長寿ではなくむしろ短命の国でした。この年、日本の平均寿命が男性で50・1歳、女性で54歳となり、初めて50歳を超えました。その後、日本の平均寿命は急速に伸び、１９８４年には男性で74・2歳、女性で79・8歳となり、世界の中でもトップクラスの長寿国となりました。

では、なぜ長寿国になれたのか？　まずは、短命だった時代の死因の1位は結核でしたが、抗生物質の開発を機に感染症による死亡が激減したことが挙げられます。また、小児医療の発達も長寿国になれた理由の一つでしょう。というのも、平均寿命を下げる要因として、体の弱い乳幼児の寿命が短いこともあり、小児医療の発達で寿命の平均値を伸ばすことができるようになったからです。

そして、**長寿国になれたもっとも大きな理由は栄養状態の改善です。**

戦後、肉類や乳製品を多く食べるようになり、それまで**不足しがちだった動物性たんぱく質を摂取できるようになったことこそ長寿の重要な一因です。**

1947年に戦後の学校給食が開始されました。子どもの栄養不足が問題になり、アメリカからの支援を受けて週2〜3回、ミルクとおかずの給食が提供されました。ミルクと書きましたが、当時給食に出されていたのは新鮮な牛乳ではなく、脱脂粉乳を水に溶かしたものでした。

脱脂粉乳とは、牛乳の脂肪分と水分を取り除いて粉状にしたものです。長期保存が可能で、アメリカからの輸送にも適していました。ただ当時は品質管理があまり整備されていなかったこともあり、おいしいものではなかったそうです。この**脱脂粉乳ですが、栄養価が非常に高かったおかげで、当時の子どもたちの栄養状態を劇的に改善しました。**

つまり、米、穀物、野菜、豆類だけでなく、動物性たんぱく質である肉や牛乳などが日本人の食生活に浸透したことが、寿命を延ばすことにつながったのです。ここで「粗食＝長寿食」の方程式が成立しないことがおわかりいただけたと思います。

## ――。コレステロール値が上がるから牛乳は危険というウソ

血糖値、血圧、コレステロール値。どの数値も年を重ねれば重ねるほど高くなりがちですが、できれば低く抑えたほうがいいと思っていませんか？

そして数値を気にするあまりに、あれも食べないほうがいい、好きだけど少しだけにする……と自分の体のためだと思って、我慢している人も多いのではないでしょうか。でも我慢を続ける人生は果たして本当に正しいといえるのか。また

その人生は充実しているといえるのでしょうか。

特に、生活習慣病や心・脳血管系の病気のリスクが心配で、コレステロール値の検査結果に一喜一憂している人がかなり多くいる印象を受けます。動脈硬化、心筋梗塞、脳梗塞など、病名が並んだだけでも嫌な感じですよね。

コレステロール値を上げる食品は？と聞かれてイメージするのは脂身の多い肉や乳製品という人も多いでしょう。こうした理由から、牛乳はコレステロール値が高いものとして嫌われるのです。

しかし結論からいうと、**コレステロールは食事では増えません。**

コレステロールが多く含まれている食品を食べると、一定量までは「コレステロール値」は確かに上がります（次ページの【図1】参照）。しかしそれを超えると

## 【図1】1日のコレステロール摂取量と血中コレステロールの変化

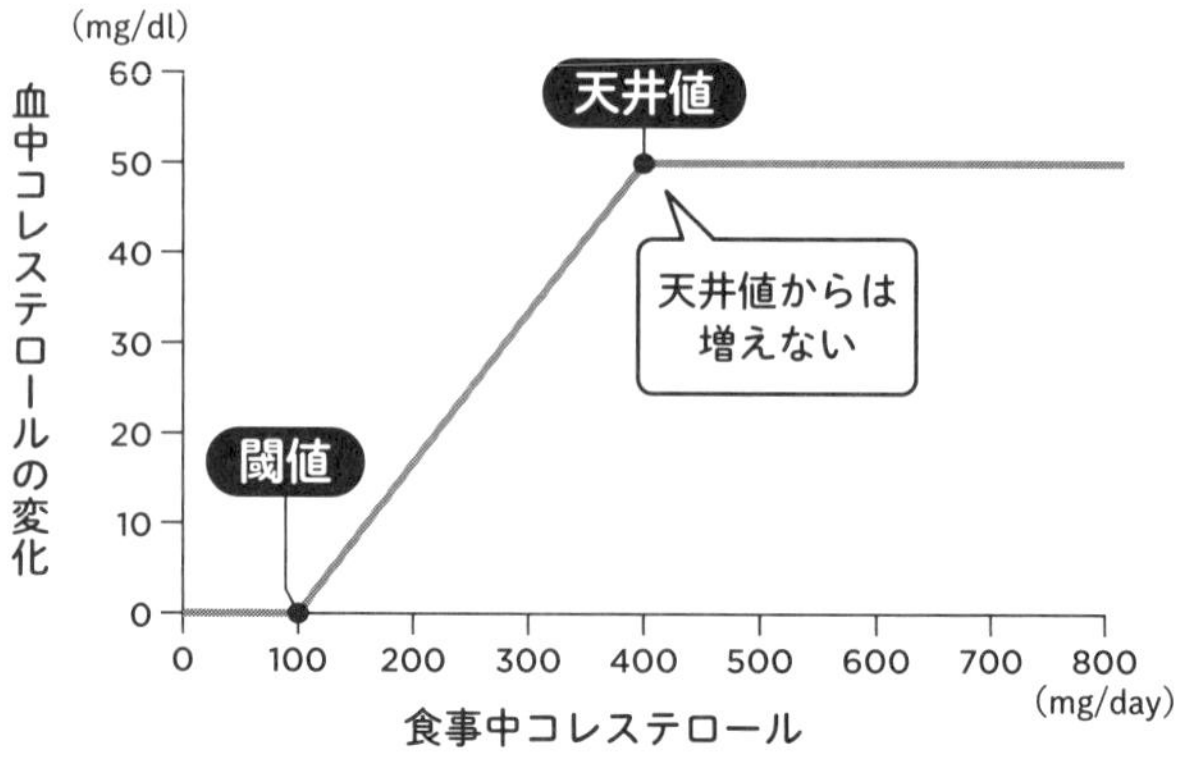


出典:「Connor WE, Connor SL, Current Atherosclerosis Reports 2002; 4:425-432.」より編集

変わらなくなります。**一定量まで増えた値を「天井値」といい、それに達するとその後はまったくといっていいほど増えません。**そして、コレステロール値の出元は食品に含まれると思っているかもしれません。だから「コレステロール値の高い食品を食べ過ぎると値が上がってしまう」という恐怖に怯えるのでしょう。

しかし実際は、コレステロールのおよそ8割が体内でつくられ、残りの2割だけが食物を摂取することでつくられます。ですから、**コレステロールの多い食事をしても、少ない食事をしても、血中のコレステロール値はさほど大きな差が出ないのです。**

つまり、**肉や乳製品を食べるとコレステロール値が上がるから食べられないというのは、無駄な心配なのです。**コレステロール値が上がるのは食事よりも、むしろ運動不足や喫煙、アルコールといったほかの要因が大きいということを知っていただきたいと思います。

## ――。コレステロール値が低いとがんになる確率が上がる!?

とかく嫌われがちなコレステロールですが、なぜこんなにも嫌われているのかというと、かつて「コレステロール害悪説」が広まったからです。

1948年にアメリカで始まったフラミンガム研究によると、アメリカでは心筋梗塞で亡くなる人が最も多いことがわかりました。それを減らすためにさまざまな研究が行われたのですが、心筋梗塞にはコレステロールが深く関係しているという調査結果が導き出されました。当時はアメリカの医学は最前線でしたから誰もが信じ、「コレステロールは悪いものだ」という考え方が浸透したのです。

ところが1993年に発表された追跡調査によると、60歳まではコレステロール値が高いほど死亡率が高いのですが、**60歳を過ぎると死亡率が下がり、さらにコレステロール値が下がると、がんのリスクが高まるという結果が出ました。**

このことからもわかるように、先の調査の最新の研究結果を知らない知識のなさによって「コレステロール害悪説」が誕生。それを信じたまま、コレステロールを多く含む乳製品が嫌われてしまうという流れが出来上がりました。

――。

## 牛乳を飲むとおなかがゴロゴロするのは病気ではない

牛乳を飲むと「おなかがゴロゴロする」「トイレに行きたくなるから、電車や車に乗れない」という人が一定数います。これは「乳糖不耐症」といって、牛乳を飲むと消化不良でおなかの不快感を覚えたり、腹痛やおなかのハリ、下痢になることもあります。

乳糖不耐症の人は、牛乳に含まれる乳糖がうまく分解・吸収ができず、結果、これらの症状を引き起こすといわれています。糖の一種である乳糖は小腸で分解されて体に吸収されるのですが、分解されるときに必要なラクターゼという酵素が不足していることがその原因とされています。

また、ラクターゼは乳幼児には非常に高い活性があります。というのも、乳児は母乳や乳製品が主な栄養源であるため、乳糖を分解するために必要だからです。しかし、成長につれて固形の食品を主にとるようになると、多くの人がラクターゼの活性が低下します。

ほかにも、ラクターゼの活性の低下には遺伝的な要因もあるようです。

そこで、**乳糖不耐症の人にはヨーグルトをおすすめします。**ヨーグルトは牛乳を発酵させる過程で、乳酸菌によって乳糖を部分的に分解して乳酸に変換。そのためヨーグルトには乳糖が少なく、牛乳にはない酸味があります。こうした理由から**牛乳よりもヨーグルトのほうが、おなかがゴロゴロしづらいのです。**

ちなみに**乳糖不耐症は病気でもないし、アレルギーでもありません。**

——。

## 乳製品が骨粗しょう症を助長する？　それ本当？

牛乳にはカルシウムが豊富に含まれていて強い骨にしてくれる、多くの人が小中学校の給食の際に、先生にそう教えてもらっていたのではないでしょうか。しかし、「牛乳を飲むと骨粗しょう症になる」という驚愕の研究結果が存在します。

この衝撃の論文は１９８６年、ハーバード大学のマーク・ヘグステッド教授が「カルシウムと骨粗しょう症（Calcium and osteoporosis）」という題名で発表しました（Hegsted DM. Calcium and osteoporosis. J Nutr.1986 Nov; 116(11):2316-9. PMID: 3794834）。「アメリカ、ニュージーランド、スウェーデン、イスラエルなど、乳製品の摂取が多くカルシウム摂取量も多いとされる国は、シンガポールや香港といったカルシウム摂取量の少ない国に比べて太ももの骨の骨折が多い」という結果が報告されました。

これに疑問を覚えたのは私だけでしょうか。

例えば、女性は閉経とともに女性ホルモンが減少します。二種類ある女性ホルモンのうち、エストロゲンは骨の形成や維持に深く関わっているため、減ることで骨がスカスカで脆《もろ》くなっていくのが「骨粗しょう症」。女性は中高年になったら骨折に気をつけなさいと言われるのは、こうした体の変化があるからです。

**骨折しないために大切なのは、骨の材料になるカルシウムだけでなく、骨を支える筋肉の材料になるたんぱく質、女性ホルモンの材料であるコレステロールをとること。**これが最もシンプルで納得のいく骨粗しょう症の予防方法なのです。これらの栄養素を含む牛乳は、中高年の、特に女性の骨粗しょう症の予防には有効だと私は考えます。

# 牛乳が体によい理由

## ——。昔、牛乳は薬だった！

コーヒーに入れるフレッシュミルクの「スジャータ」をご存じでしょうか。有名なので知っている方も多いと思いますが、そもそもこの「スジャータ」とはなんのことだかわかりますか？

仏教の創始者であるお釈迦様が悟りを開く直前、苦行で疲労困憊のときに出会った娘の名前がスジャータです。彼女は衰弱しているお釈迦様を見て乳粥を差し上げたそうです。それによってお釈迦様はひどい疲労から回復し、悟りを開きました。インドでは牛の肉を食べるのは罪でありタブーとされていました。しかし、牛乳は貴重な食料だったのです。

お釈迦様の最後の教えとして位置づけられている経典の涅槃経《ねはんぎょう》には、こう書かれています。

「牛より乳を出し、乳より酪を出し、酪より生酥《しょうそ》を出し、生酥より熟酥《じゅくそ》を出し、熟酥より醍醐《だいご》を出す。醍醐は最上で、もしこれを服するもの有れば病は皆除かれる。故に諸々の薬が悉《ことごと》く其の中に入っている」

これは仏教において、修行や精神的な成長の段階を牛乳の変化に例えたもの。

乳から酪（バターのようなもの）、酪から生酥（固形バター）、生酥から熟酥（精製

された バター）、そして最終的に醍醐（最も純粋で精製されたバター）を得るという一連の過程を表しています。**醍醐が最も純粋で高貴なものであり、それをとることによってすべての病が治ることを示しています。**ここでいう「病」は、体の病気だけでなく、心の病や苦しみをも含んでおり、最終的には悟りや解脱を得ることができることを意味します。

スジャータから乳粥をもらい、生気を取り戻したお釈迦様のエピソードや涅槃経の内容から、**牛乳は昔、薬のようなものであったとも考えられます。**

## 牛乳は単なる飲料ではなく、上流階級の人を癒やすもの――。

牛乳の歴史は案外長く、飛鳥時代に仏教とともに日本に渡ってきたとされています。この時代、日本に初めて医学書をもたらしたのが智総《ちそう》という中国人です。

中国の南北朝時代（420年～589年）に存在した王朝の一つで、仏教や道教が広まり、経済も発展していた南朝梁から、現在の韓国の一部である百済に移住し、その後帰化した人です。智総は日本に来る際に仏像などとともに医学書を持ち込み、朝廷に献上しました。

その医学書には牛乳の薬効や乳牛の飼育方法が書かれており、それによって初めて日本は牛乳の存在を知ることになりました。

そして大化の改新直後650年、智総の子である善那《ぜんな》が孝徳天皇に初めて牛乳を献上したところ、とても喜んで和薬使主《やまとのくすしのおみ》の姓を賜ったそうです。そして善那は太政官典薬寮（現在の厚生労働省のようなところ）の乳長上《ちちのおさのかみ》に任ぜられたそうです。

この時代はまだ牛乳は飲料として一般に普及しておらず、上流階級にのみ広まっていました。

当初は天皇に薬として飲まれ、その後、平安貴族に伝わったとされています。つまり**牛乳は、高貴な人たちの特別な飲み物だった**のです。そして武家が台頭しはじめたのですが、武家は大豆を使ったみそや納豆を好んだため、牛乳が食習慣に根付くことはなかったようです。

こうしていったん日本から姿を消した牛乳ですが、江戸時代になると八代将軍徳川吉宗によって白牛の雄雌三頭が放牧され、白牛酪（白牛の乳からなる乳製品）を作らせたのです。しかし、これは飲むためではありませんでした。オランダの獣医のアドバイスにより、馬の医療用として必要としたという説があります。いずれにしても、薬と考えられていたことには違いはありません。

そして1792年、幕府の医者である桃井寅は、乳牛から製造したバターを民間に流布することを目的に書かせた、バターの薬効解説書『嶺丘白牛酪考《れいきゅうはくぎゅうらくこう》』を記し、酪の性質効能を広めました。そこにはこんな記述がありました。

「白牛酪は腎虚や労症、労咳《ろうがい》をはじめ産後の衰弱や各種の栄養不足状態を恢復《かいふく》せしめ、さらに大便の閉結、老衰からくる色々な症状を駆逐する」と。

やはり、これもまた牛乳が薬であることを示していました。

——。

## 生きるのに不可欠な五大栄要素がバランスよくとれる

赤ちゃんの成長を支える栄養は母乳かミルクに委ねられています。その理由は、**必要な栄養素がバランスよく含まれているから。それがたんぱく質、炭水化物（糖質）、脂質、ビタミン、ミネラルの主要五大栄養素です。**これらは赤ちゃんの健康な成長や健やかな発達になくてはならない栄養素なのです。このように、**それだけで生きていける食品のことを「完全栄養食」といいます。**

では牛乳は完全栄養食だと思いますか？　正解は「限りなく完全栄養食に近い食材」といえると思います。というのも人間が生きていくのに必要な五大栄養素が含まれていますが、不足している栄養素もあるからです。五大栄養素とは次のうちの5つです。

**①たんぱく質**

筋肉、皮膚、髪、爪などの体の組織の成長と修復に不可欠。また、抗体や免疫細胞の一部もたんぱく質が材料になっているため、免疫機能を高める役割もあります。ほかにも必要に応じてエネルギー源としても使われ、体のあらゆる場所で重要な役割を担っています。

## ②炭水化物

主な役割はエネルギー源。また、牛乳に含まれる炭水化物（糖質）の一部は腸内で発酵して腸内細菌のエサとなって善玉菌を増殖。その結果、腸内環境を整えることにもひと役買ってくれます。

## ③脂質

エネルギーの供給源になるほか、細胞やホルモン、免疫細胞などの材料となります。またビタミンの吸収を助けるという役割もあります。

## ④ビタミン

ビタミン$B_2$、ビタミン$B_{12}$、ビタミンDが多く含まれます。ビタミン$B_2$とビタミン$B_{12}$はエネルギー代謝を助ける大切な使命があります。またビタミンDはカルシウムの吸収を助けてくれます。

## ⑤ミネラル

カルシウム、カリウム、リンが豊富で、カルシウムとリンは骨や歯の健康に不可欠です。カリウムは体内の水分バランスを整えてくれます。

**五大栄養素が含まれているということは、人間が生きていくために必要な基本的な栄養は摂取できます。体の成長やエネルギーの供給、細胞の修復、骨の健康など重要な役割を果たしている**ことには間違いありません。

しかし、あくまでも主要栄養素で、食物繊維をはじめ、免疫機能のサポートや抗酸化作用があり補酵素となるビタミンCやビタミンE、体内に酸素を運ぶ赤血球の生成に必要な鉄分はほとんど入っていません。

こうした理由で、牛乳は体にいいからといつも単体で飲むのではなく、ときにはほかの食材を合わせてとることが大切になります。牛乳を中心にさまざまな栄養を網羅できる食生活を、ぜひ目指してください。

# 牛乳が中高年に特によい理由

## ――。圧倒的に不足しているたんぱく質を肉や魚よりとりやすい

たんぱく質をとることが大切なのはどの世代も共通ですが、中高年には特に積極的に優先してとってほしい栄養素です。ところが**年齢に反比例するように中高年のたんぱく質の摂取量は少なくなります。欧米でさえ、80歳以上の高齢者の半数がたんぱく質不足という調査結果が出ています。**

では、なぜ年を重ねるとたんぱく質の摂取量が不足するのか？

それは食事量が総体的に減るからです。なかでもたんぱく質が多く含まれる肉をあまり食べなくなる傾向があるようです。年齢とともに消化しづらく、もたれやすくなるのが理由でしょう。

では実際、たんぱく質はどれくらいとればよいのでしょうか？

1日のたんぱく質の摂取目標量の目安として、少なくとも体重1kgあたり1g以上が望ましいと私は考えています。例えば、**体重60kgの人であれば60g**。これはあくまでも最低限の量になります。中高年以降はたんぱく質の吸収がうまくできなかったり、とれていても体内でうまく使えなかったりする人のなんと多いことか！

ですから、意識して多めにとることを私は強くおすすめします。高齢者なら、**体重1kgあたり1.2gを目安に、60kgの人ならできれば72gを目指してほしいところです。**

たんぱく質の摂取量が少ないと、高齢者にはどんな健康面のリスクがあると思いますか？　みなさんがまずイメージするのは筋肉量が減ることですよね。筋肉量が減ると、歩く速度が遅くなって信号機が青から赤に変わる間に横断歩道を渡り切れない、握力が弱くなってペットボトルのふたが開けられない、階段の上り下りがしんどいなど、日常生活が不便になります。また、筋肉量が減ることで、すでにある筋肉をエネルギーとして使おうとして、**もともとある筋肉を分解してしまうため、さらなる筋肉量の減少を引き起こすのです。**

**たんぱく質不足は、中高年以降の人にとっては健康を脅かす大きなリスクがあります。**肉をたくさん食べるのはしんどいというときでも、牛乳はお手軽なお助け食品になります。胃腸が弱い人や食欲がなくても比較的飲みやすく、ラクにたんぱく質を補給できます。「毎日牛乳」を心がけ、水代わりに飲んでほしいくらいです。

――。

## 代謝機能が上がって「しんどい」「疲れた」が減る

電車待ちのときは迷わずホームのベンチに座り、電車に乗ったら一目散に空いている席を探して座ってしまう。家事をひとつ終えてはひと休みし、ちょっと外出するだけでもしんどい……。そんな毎日が当たり前になり、「年のせいかな」と少しさみしく思っている人も少なくないでしょう。

**体力が落ちて疲れやすくなる原因はもちろん加齢もありますが、それ以上に低栄養ではないかと疑ってみてください。**

**疲労を感じやすいのは、活動の原動力となるエネルギーが足りていないからです。**それは単純にエネルギーの材料が足りていない場合と、材料は足りているのに、材料を効率よくエネルギーに変換されていない二つの理由が考えられます。

一つめのエネルギーの材料不足は、偏食や、そもそも食べる量が少ないことが原因です。**エネルギーの材料となるのは炭水化物（糖質）、たんぱく質、脂質**です。血糖値が気になる、体重が気になるといってご飯やパンなど炭水化物を減らしていませんか？　また、コレステロール値を気にするあまりに脂質の摂取量が少ないのでは？　とも疑ってみましょう。肉、魚、卵、乳製品、豆腐などでたんぱく質はしっかりとれていますか？

ここで大切なのは、三大栄養素のどれかをとればいいのではなく、バランスよく、万遍なくとること。まさに、**今はやりの言葉を使えば「食の多様性」です。**

二つめは、エネルギーに効率よく変換されていない場合。炭水化物、たんぱく質、脂質だけをとっていても、すべてが体に吸収されてエネルギー変換されるわけではありません。**摂取した栄養素をうまく代謝してエネルギーをつくるのには、ビタミンB群なしではあり得ません。**ですから**三大栄養素とビタミンB群はセットでとること。それが一つの食品で叶うのが「牛乳」**なのです。

疲れやすくなったな、最近しんどいなと思いはじめたら、低栄養でエネルギー不足だと自覚してください。まずは手軽に牛乳を飲むだけでも、エネルギー不足の解消に役立ちます。

## 「やる気が出ない」「頭が働かない」の口ぐせが減る

最近なんだか集中力が落ちた、計画を立てるなどスケジュール管理をするのが億劫……なんてことは、中高年にはよくあることです。体力も衰えるし、思考力だって年々衰えますから。こうした思考力の低下は、老化やストレスなどさまざまな原因が考えられますが、栄養不足もその一つです。

**思考力が落ちるのも、実はたんぱく質が関係しています。**思考を維持する神経伝達物質はたんぱく質が材料になっているので、不足することで思考力ややる気の低下につながるのです。

たんぱく質不足は、人の体のありとあらゆる部分に不具合をきたします。若い頃は栄養素が不足していてもなんとかなっていたのが、**年を重ねるごとに如実に栄養不足の害が出てくるようになります。**だから高齢者の医療に携わる私にとって、**「年をとればとるほど栄養をとってくださいね」**というのは当たり前のこと。

とはいえ、たんぱく質が多く含まれる肉や魚を200g、300gも食べるのは、消化力の低下を感じている人にとっては難しいかもしれません。

ここでも牛乳の出番です！

牛乳1ℓで約35gのたんぱく質が含まれていて、1日の摂取目標量の半分近くをとることができます。**朝昼晩に分けて1回約330㎖、飲んだり料理に使ったりすれば比較的ラクに消費できる量**でしょう。

食欲がなくても摂取しやすく、たんぱく質が不足しがちな中高年、特に高齢者にとって牛乳ほど便利な補助食品はありません。

## 実は…コレステロール値が高いほうが死亡率が低いという事実

牛乳を嫌う人の中には、コレステロール値が上がることを心配している人が結構多くいます。肉を多く食べるアメリカでは、コレステロール値が高いと急性心筋梗塞のリスクが高まるといわれているからです。しかし、これは食生活の違う日本人にもあてはまるのでしょうか。答えは「あてはまりません」。

かつて日本応用老年学会理事長を務めた医学博士・柴田博教授の行った調査で、**コレステロール値が低いと死亡率がグンと高くなる**ことがわかっています（【図2】参照）。対象となったのは、総コレステロール値が220mg以上でシンバスタチンという薬を投与された35～70歳の男性と、閉経した女性です。

注目すべきは、血中コレステロール値が180mg／dℓ未満のグループは死亡率が高いことです。200～279mg／dℓの3つの群の死亡率においてはほぼ同じですが、199mg以下になると高まり、180mg以下では一気に高まるのです。

ちなみに現代の医療では**総コレステロールの基準値は144～199mg／dℓ、要注意値は200～259mg／dℓ、異常値は260mg／dℓとされています。**例えばコレステロール値250mg／dℓで「要注意」とされ、コレステロール降下剤を処方されます。確かに、280mg／dℓの群は心筋梗塞の死亡率が上がりますが、この群は先天性のリスクである「家族性高脂血症」を持つ人が多く含まれている

## 【図2】総コレステロール値と死因（J-LIT一次予防群）

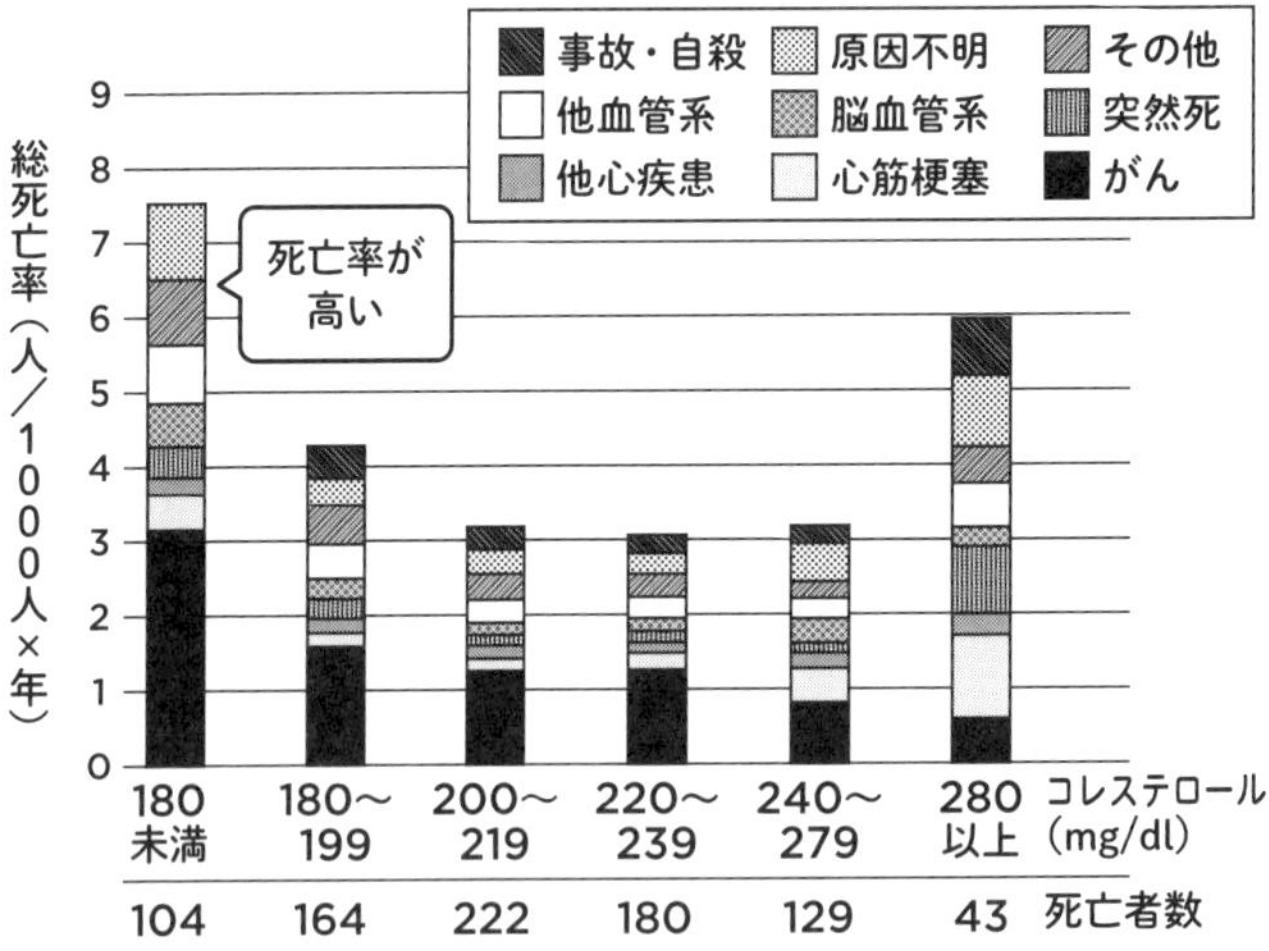


資料：『日経メディカル』2001年2月号
出典：『中高年健康常識を疑う』（講談社選書メチエ）柴田博 より編集

ため、この人たちを除くと「コレステロール値が高いのはダメ」という考え方は、とても危険なのです。

私は常々言っています。

**「コレステロール値を下げるな」**と。

**コレステロール値が高くなると思われて悪とされ嫌われている牛乳や肉は、むしろ飲んだり食べたりしたほうがいいのです。**

## おば友達、おじ友達との輪が広がる

中高年の団体旅行に女性ばかりのグループが多いのをよく見かけます。中高年の女性がコミュニケーション能力が高く好奇心旺盛なのは、実はホルモンが関係しています。その名は「男性ホルモン」。**男性ホルモンには性欲を高める以外に、意欲を高める、集中力を上げるといった役割があります。**

男性は年齢とともに男性ホルモンが減ります。するとどうなるのか。性欲が下がるだけではありません。人に興味がなくなり、人付き合いが億劫になります。定年退職後、家にこもって人とコミュニケーションをとらなくなる男性が多いのがその最たるものです。

一方、女性は閉経後、男性ホルモンの分泌が増えることが明らかになっています。年配の女性でコミュニケーションが上手な人が多く意欲的なのは、男性ホルモンのおかげ。そして、**男性ホルモンの材料となるのがコレステロール**です。コレステロールは悪者にされがちですが、免疫細胞やホルモンの材料になる大切な脂質の一つです。

コレステロール値を下げることは老後のＱＯＬ（生活の質）を下げること。いつまでもイキイキと楽しく過ごすためには、ある程度のコレステロール値を保つことが大切なのです。

厚生労働省の「日本人の食事摂取基準」（２０２５年版）によれば、脂質異常症の重症化を目的としてコレステロールを２００㎎／１日未満に留めることが望ましいとされています。しかし54ページで説明したように、コレステロール値を下げると死亡率はぐんと上がり、コレステロール値を下げることの害のほうが中高年、特に高齢者ははるかに大きい。だから**牛乳を飲んだらコレステロール値が上がるのは、避けたほうがいいのではなく、むしろ積極的に取り入れたほうがいいこと**なのです。

――。

## 血管を強くして血圧を安定させる

今の日本の死因の1位はがん、2位が心疾患、3位が老衰です。でも昔は違いました。厚生労働省の人口動態調査によると、1951年から1980年まで日本人の死因の第1位は脳血管疾患でした。

脳血管疾患とは脳卒中のことで、脳の血管が詰まる脳梗塞、血管が破れる脳出血、くも膜下出血があります。日本人はラクナ梗塞という細い血管にトラブルが起こりやすい特徴があるのに対して、アメリカ人は太い血管にトラブルが多いといわれています。日本人にかつて脳血管疾患が多かったのは、細い血管が切れるためです。

脳血管疾患が30年もの間、死因のトップだった原因として問題視されているのが高血圧。高血圧が続くと血液の圧力で血管が内側に押しつけられるため、血管が傷ついて内膜が厚く硬くなります。また、血管壁が損傷すると、脂肪やコレステロールが沈着しやすくなり、プラークが形成され血管が狭くなり弾力を失います。こうして狭く脆くなって血管が切れるのです。

このように血管が傷ついてしまう主な原因は塩分の取り過ぎといわれ、血圧が高いと脳血管疾患になるという図式ができてしまい、それを多くの国民が信じ込んでいました。

もちろんそれも原因の一つです。しかし、**塩分の取り過ぎだけが悪者になり、**

**減塩信仰のようになってしまっているのはちょっと問題です。**

脳血管疾患の予防を考えたときに血圧を下げるのも一つの方法ですが、**血管を強くすることも同じくらい大事だということ**を忘れてはいけません。

しかも、**血圧を下げると死亡率が上がる**といわれています。高齢者医療に関わる私自身も、血圧が高い人のほうが元気だというのを実感しています。私自身も、血圧は170／100㎜Hgで、現代医療で高血圧とされる135／85㎜Hgよりはるかに高いですが、ピンピンしています。

では現在、脳血管疾患は死因の4位にランクが下がりましたが、なぜだかわかりますか？　脳血管疾患が死因の1位だった頃と比べて**食生活や栄養状態がよくなって血管が強く、丈夫になったからです。**

**血管を強くするのはたんぱく質と脂質の一種であるコレステロールです。**たんぱく質をとり、コレステロール値も血圧も高めのほうが肌つやもよく、元気でいられます。**脳血管疾患のリスクを減らすための正解は、減塩よりもたんぱく質と脂質をとって血管を強くすること。**たんぱく質も脂質もバランスよく含まれる牛乳は、脳血管疾患の予防にもひと役買ってくれそうです。

## ――。感染症やがんのリスクを下げる

高齢者にとって、こじらせたら危ない風邪やインフルエンザなどの感染症にかかるのも、がんになるのも、体に入ってくる異物を防御できず、攻め入られてしまうことが原因です。本来なら体に異物が入ってくると、免疫機能が作動してその攻撃を止められるのですが……。止められないのは免疫機能が低下している証

拠です。

ちなみに私はコロナ禍で三度もＰＣＲ陽性になりましたが、すべて無症状でした。これは間違いなく免疫力が高いからだと思っています。60歳を過ぎてもお肉をモリモリ食べますし、お酒も飲みます。毎朝プロテイン入りのヨーグルトを食べ、好きなことを仕事にして楽しんで生きています。

**免疫力を高めるのに大切なことは、栄養と楽しい人生なのです。**

**免疫細胞の材料となる栄養素は炭水化物やたんぱく質、脂質など。**なかでも中高年に嫌われがちな脂質の一種である**コレステロールは免疫細胞が正常に機能するための重役を担っています。**このように免疫細胞の材料とそれを正常化する栄養が牛乳にはすべてそろっています。免疫力が高まれば、新型コロナウィルスも風邪も、インフルエンザも怖くないし、がんのリスクも下げられるのです。

毎日の牛乳習慣で、病気や不調を遠ざける人生にしましょう！

——。

## 認知症を恐れなくていい

「あー、あの人の名前が出てこない」「あれ、どこに置いたのか忘れちゃった」ということが増えてくると、物忘れからやがて認知症になるのではと心配になります。年齢を重ねると、認知症になるのを恐れる人のなんと多いことか！　しかし多くは単なる老化現象です。

記憶力、集中力、判断力など認知機能を高めるのに重要なことの一つが栄養です。高齢者にありがちなのが、血糖値、血圧、コレステロール値を下げようとして、全体の食事の量が減ってしまうこと。これは同時に栄養価も低下しているということです。**多くの中高年にとって低栄養の害は、過食の害よりはるかに大きく、さまざまな不調、病気を引き起こして寿命を縮めます。**

認知機能を高める栄養素にはたんぱく質やビタミン$B_2$、ビタミン$B_{12}$、カルシウムなどがあります。バランスのよい食事をとるのは大前提ですが、それでも栄養は足りていないと思ってください。そういうときに補助的に飲むものとして、牛乳はとても便利なのです。

調理もいらない、ただグラスに入れて飲むだけ。こんなに便利な栄養の宝庫の牛乳を、食生活に取り込まないのは、実にもったいないのです。

高齢者が牛乳を飲まないなんて、人生の大きな損になりますよ！

繰り返しになりますが**「ヨボヨボになりたくなければ、牛乳を飲みなさい」と、声を大にしてお伝えします。**

第2章

# 牛乳の栄養と健康効果

牛乳はもちろん、牛乳以外のミルクにはどんな栄養があり、健康にどんなよい影響を与えるのかを解説します。

# 牛乳

## 体に必要な五大栄養素がバランスよく含まれる優れもの

食が豊かになってさまざまな食材が手に入り、好きに食べられる現代。過食が健康に及ぼす問題に注目されがちです。しかし実際は食べる量より、偏った食事によって低栄養になることのほうが大問題なのです。

**私たちが健康でいるために必要とされる主要な栄養素は炭水化物、たんぱく質、脂質、ビタミン、ミネラルの5つ。エネルギーをつくり、組織や細胞の生成・回復させるなど体の働きを正常に保ちます。**これら五大栄養素がバランスよく含まれている牛乳はとても優秀です。とはいえ、牛乳だけでいいのではなく、さまざまな食材と一緒に食べることで栄養量を底上げしてくれます。

## 1本(200ml)あたりの栄養素

エネルギー 128kcal

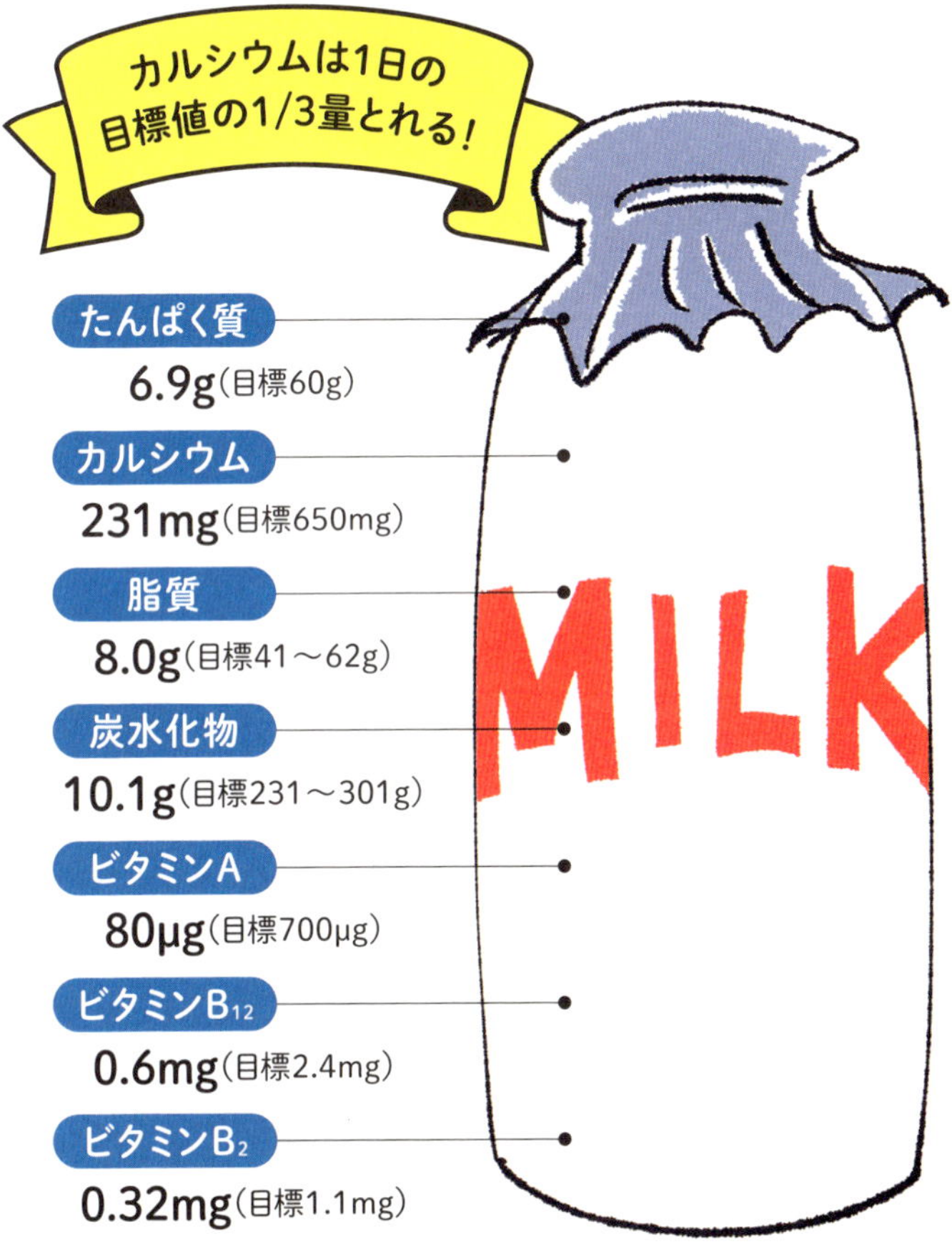

カルシウムは1日の目標値の1/3量とれる!
MILK

**たんぱく質**
6.9g(目標60g)

**カルシウム**
231mg(目標650mg)

**脂質**
8.0g(目標41〜62g)

**炭水化物**
10.1g(目標231〜301g)

**ビタミンA**
80μg(目標700μg)

**ビタミン$B_{12}$**
0.6mg(目標2.4mg)

**ビタミン$B_2$**
0.32mg(目標1.1mg)

たんぱく質は体重1kgあたり1gを目標。高齢者の場合は体重1kgあたり1.2gを推奨(47ページ参照)。その他の栄養のカッコ内の目標は、食事摂取基準(2025年版)より65〜74歳女性の1日の目標量を表記しています。

# 牛乳の二種類のたんぱく質は筋力も免疫機能も上げてくれる

牛乳は栄養価が高いといわれる理由の一つは、二種類の主要なたんぱく質が含まれていることです。一つはカゼイン。筋肉の成長や修復、カルシウムと結合して骨の健康を維持します。消化がゆっくりのため、長時間、満腹感を得られます。さらに抗酸化作用があり、免疫機能を向上させてくれます。もう一つはホエイプロテイン。カゼインと対照的に消化・吸収が早く、速やかに筋肉の修復や成長を助けてくれるのが大きな特徴です。

**二種類のたんぱく質をとることで、エネルギーの代謝が上がり、筋肉の修復や成長が早い上に、持続するのが特徴。**筋力低下を防いで、活動的にもなれます。

## 牛乳の中のたんぱく質

MILK

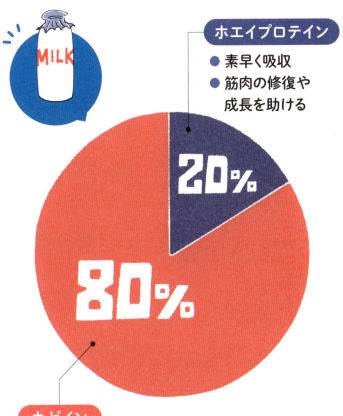

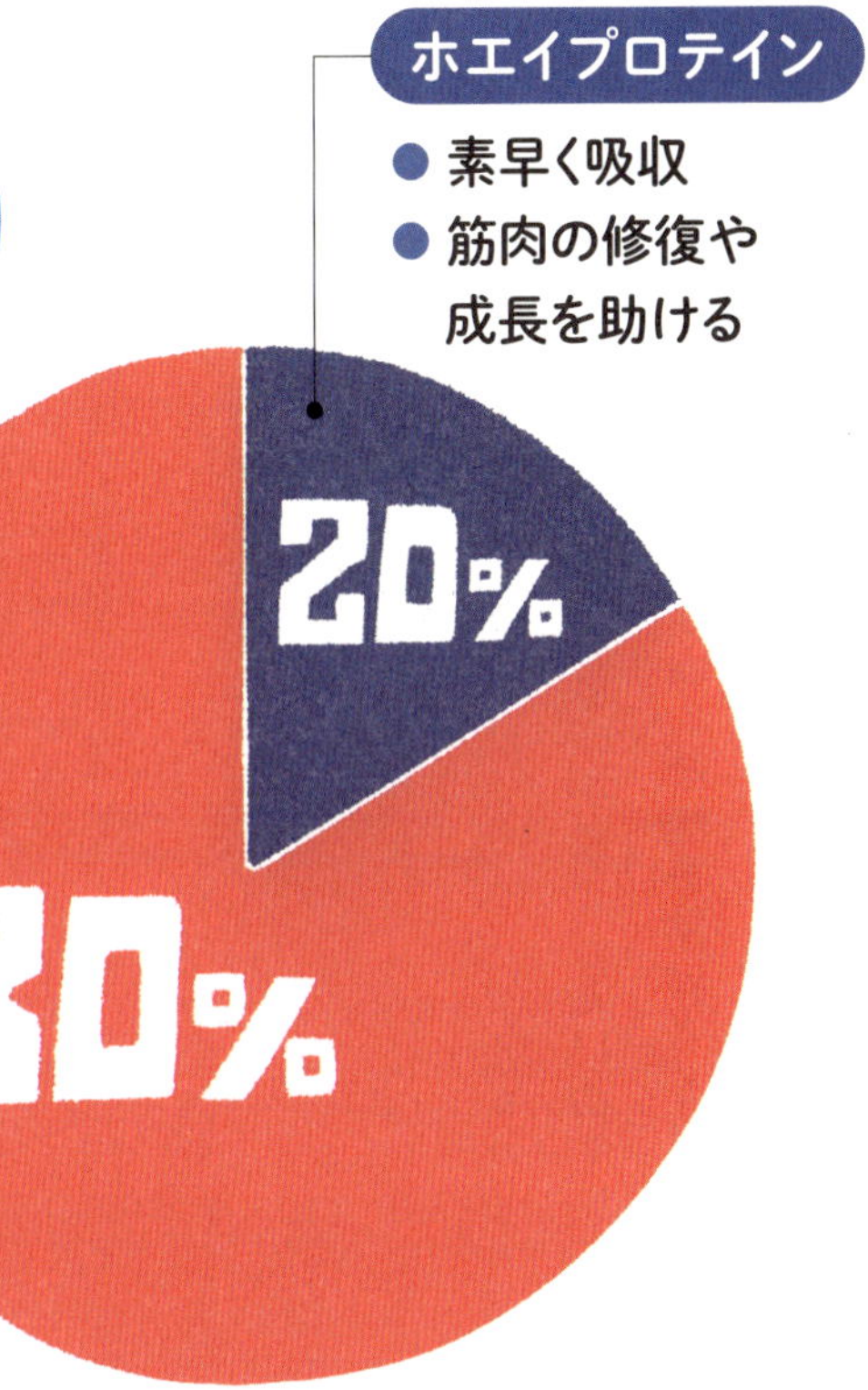
ホエイプロテイン
● 素早く吸収
● 筋肉の修復や成長を助ける
20%
80%
カゼイン
● ゆっくり吸収
● カルシウムの吸収を助ける
● 免疫機能を高める

# カルシウムをとるなら小魚より牛乳のほうが吸収率が高い

骨や歯を強くしてくれるカルシウムは、たんぱく質と同じくらい中高年にとっては積極的にとるべき栄養素です。カルシウムの多く含まれる食品といえば、牛乳や骨ごと食べられる小魚などが代表的なもの。また野菜ではブロッコリーなど緑黄色野菜やアーモンドにも多く含まれます。

さまざまな食材の中でも、カルシウムの吸収率が高いのが牛乳です。**牛乳のカルシウムの吸収率は30〜40％といわれ、小魚より高いのです。**しかも**牛乳に含まれるビタミンＤや乳糖がカルシウムの吸収を助けてくれるため、骨の強化や骨密度を維持することに欠かせない栄養**なのです。

## 牛乳のカルシウム吸収率は高い

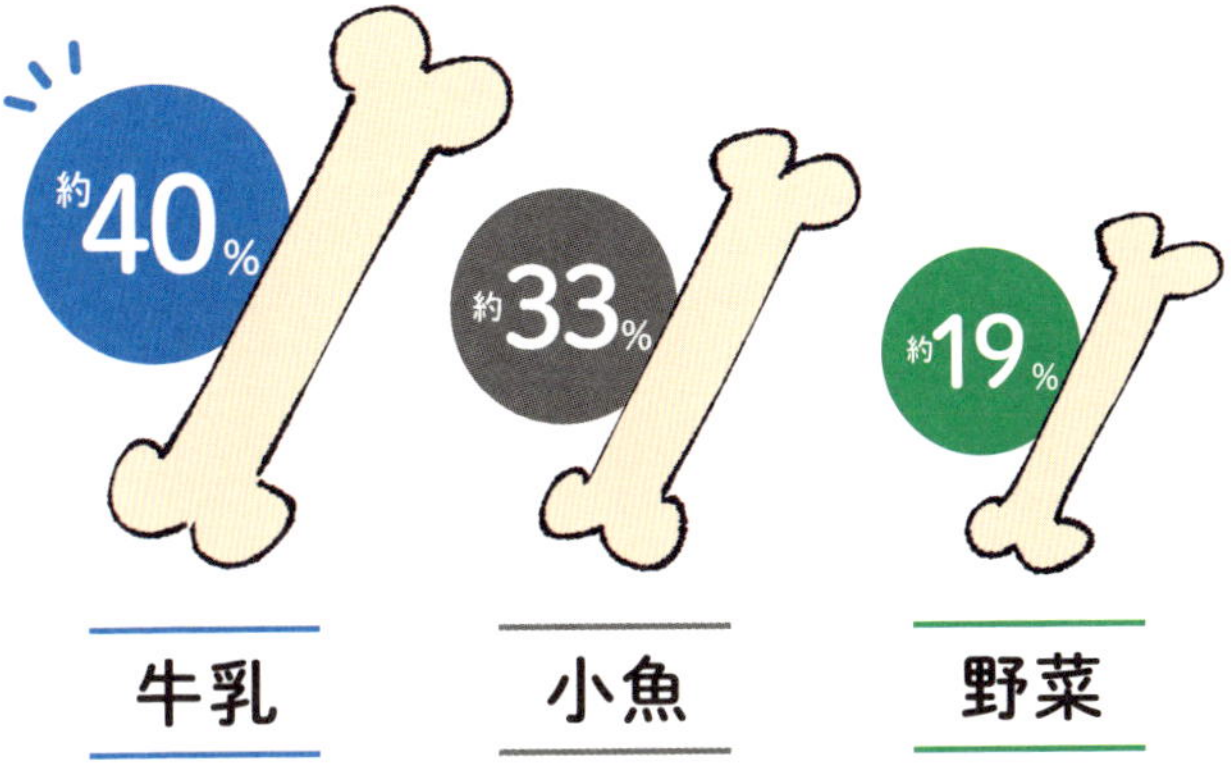


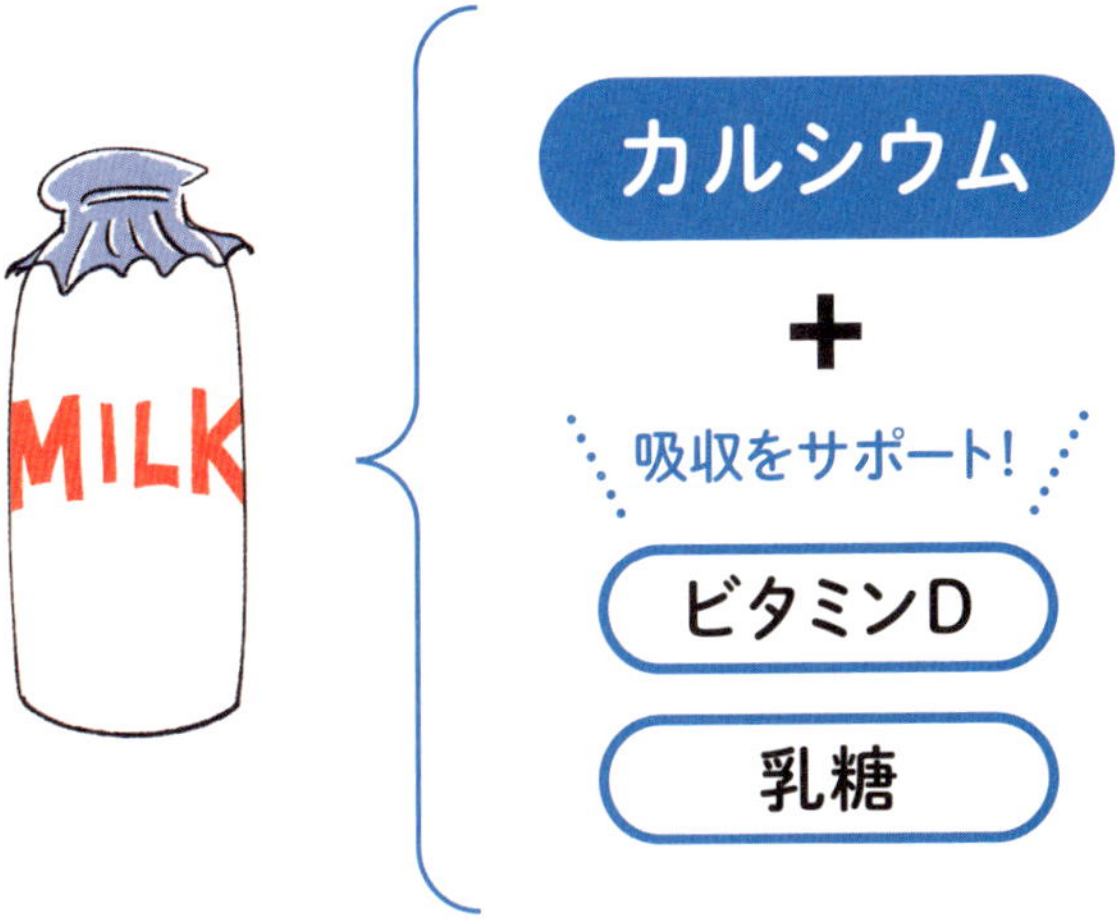
MILK
カルシウム
+
吸収をサポート!
ビタミンD
乳糖

# の健康効果8



## 1 骨や歯を丈夫にする

骨や歯は、新陳代謝によって分解と再生を繰り返して強くなります。その際に不可欠なカルシウムが豊富に含まれます。

## 2 筋肉をつくる

筋肉の材料となる二種類のたんぱく質が豊富。そのため筋肉の成長・修復を促し、筋力低下に歯止めをかけてくれます。

## 3 腸内環境を整える

牛乳に含まれる乳糖は腸内の善玉菌のエサに。菌が増殖すると悪玉菌を抑制、栄養の吸収率の向上になり腸内が整います。

## 4 血圧を調整する

ミネラルの一種であるカリウムがナトリウムの排出を促すことで血圧を調整。また、血管の収縮を防いで血流をスムーズに。

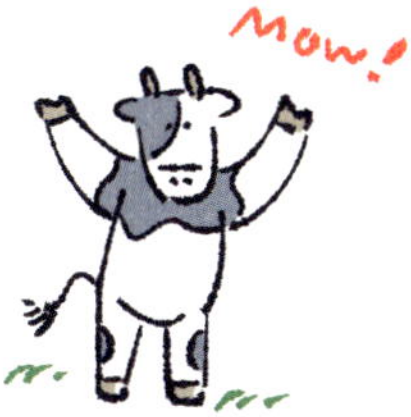


# 牛乳

## 5 ストレスを緩和

ストレスを軽減するセロトニンの材料・トリプトファンが神経の働きを正常化。不安や緊張をやわらげ、気分の安定をサポート。

## 6 睡眠の質を高める

トリプトファンによってセロトニンがつくられ、その後14～16時間後に眠りへと誘うホルモン・メラトニンが生成。

## 7 食べ過ぎ防止

牛乳のたんぱく質のひとつであるカゼインは消化・吸収がゆっくり。摂取後、長時間、満腹感が続くため食べ過ぎ防止に。

## 8 美肌効果

エネルギー代謝に必要なビタミン$B_2$とビタミン$B_{12}$のおかげで、肌のターンオーバーを促進。シミやくすみを防ぐ。

# ヨーグルト

## 腸内の善玉菌を増やす乳発酵製品の代表

乳酸菌などの菌を使って牛乳を発酵させたのがヨーグルト。発酵する過程で、乳糖が分解されるため、牛乳を飲むとおなかがゴロゴロする人は牛乳の代わりにするのも手です。牛乳と比べた栄養面でいうと、もちろん乳糖が少なくはなりますが、そのほかはほとんど同じなのがうれしい特徴です。

**ヨーグルトのよさはなんといっても腸内環境を整えてくれること。**乳酸菌などの善玉菌によって消化吸収がスムーズになり、便秘や下痢の予防になります。また**免疫細胞を活性化するため、風邪やインフルエンザなど感染症への抵抗力が高まります。**

## 1パック（200g）あたりの栄養

エネルギー 112kcal

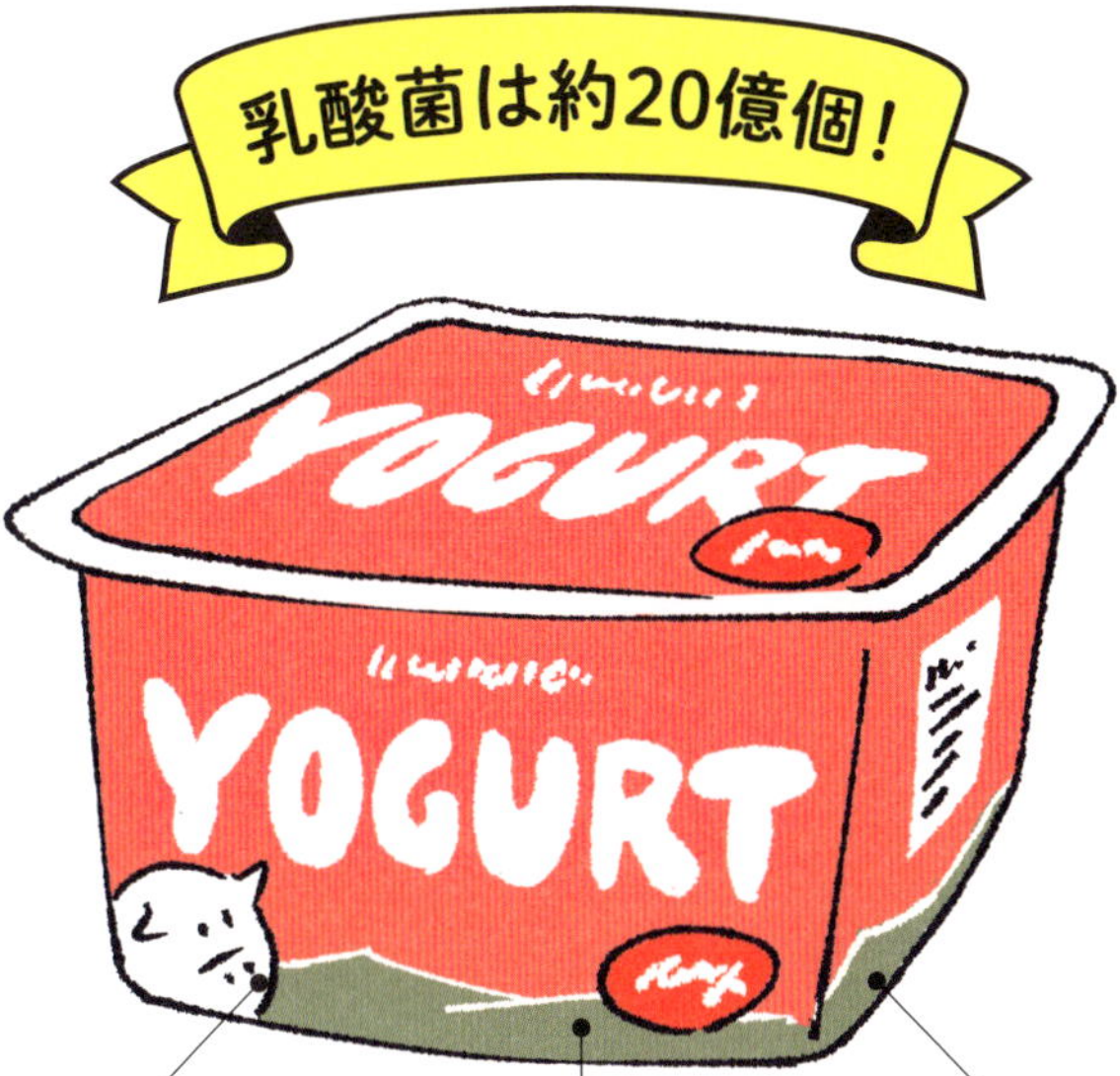


| たんぱく質 | カルシウム | 脂質 |
|---|---|---|
| 7.2g（目標60g） | 240mg（目標650mg） | 6.0g（目標41〜62g） |

### 和田先生のおすすめポイント

ヨーグルトにプロテインを加えると、たんぱく質の摂取量を増やせます。シナモンやコリアンダーパウダーをかけるのもおすすめ。

いちごやキウイを入れるのも◎

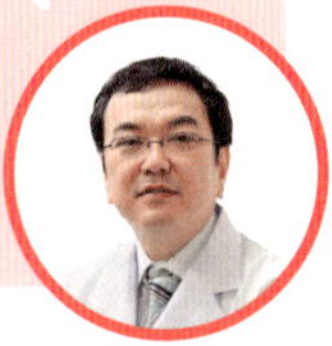

# 豆乳

## 植物性のたんぱく質に加えて鉄分やイソフラボンもとれる

牛乳が苦手な人は豆乳に置き換えてもいいでしょう。豆乳は牛乳と同様に栄養価が高く、炭水化物、たんぱく質、脂質をはじめ、ビタミンB群も含まれているので効率的にエネルギーをつくり出せます。ただし、コレステロールや飽和脂肪酸、カルシウムなどは牛乳でしかとれず、豆乳ではカバーできません。

一方、**鉄分やイソフラボンなど、豆乳だからこそとれる栄養もあります。**鉄分が不足すると貧血になり、疲れやすくもなります。**幸せホルモンといわれるセロトニンの合成にも関わり、脳の健康や認知機能を維持する働きがあります。**

イソフラボンも豆乳にしか入っておらず、骨の健康に影響する大切な栄養です。

## 1パック（無調整200ml）あたりの栄養

エネルギー　90kcal

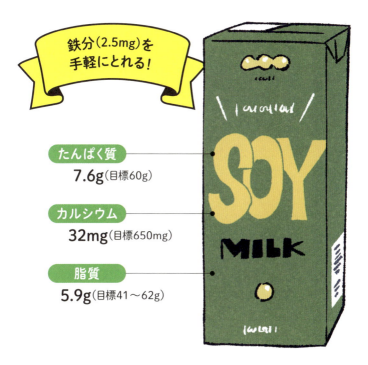

鉄分（2.5mg）を手軽にとれる！

たんぱく質
7.6g（目標60g）

カルシウム
32mg（目標650mg）

脂質
5.9g（目標41～62g）

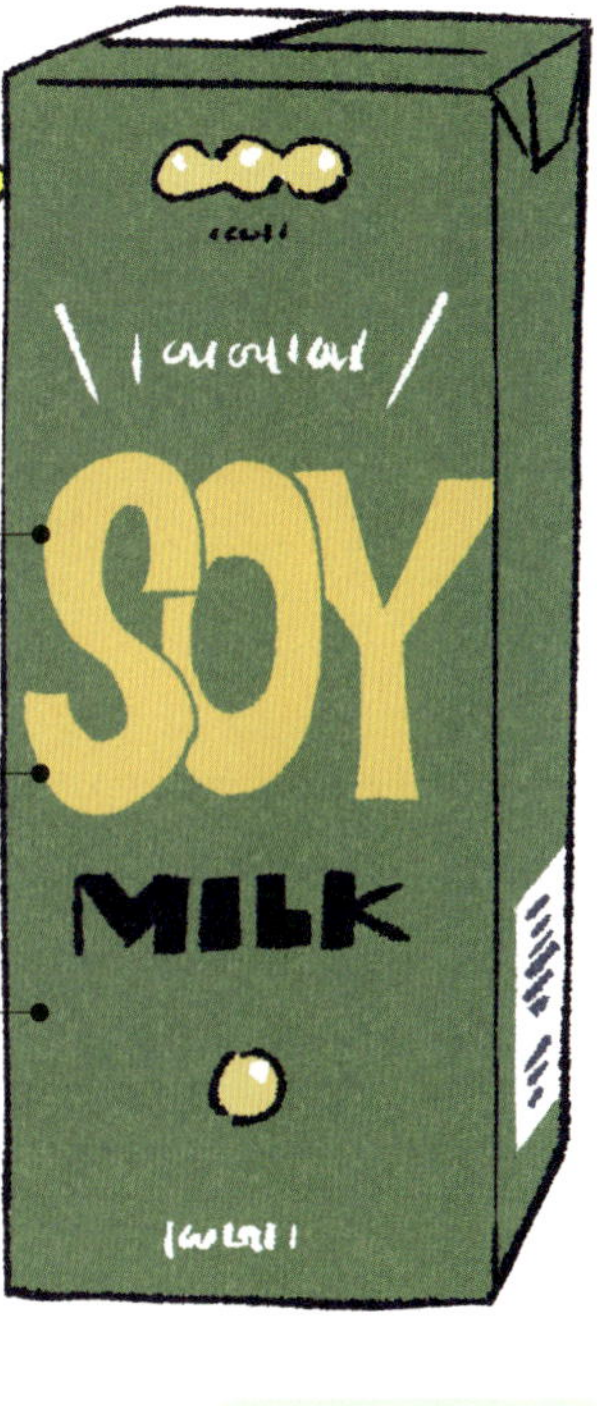


牛乳と豆乳を混ぜるのもよいですよ

和田先生のおすすめポイント

豆乳は大豆から作られた植物性飲料。低脂肪で乳糖を含まないので、消化がよく胃腸への負担が少ないのが特徴です。

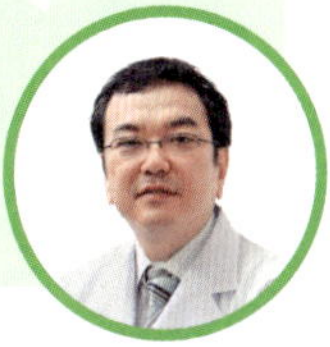

# アーモンドミルク

## 強い抗酸化力で美肌効果や老化と病気予防に期待

### 1パック（200ml）あたりの栄養

**エネルギー** 39kcal

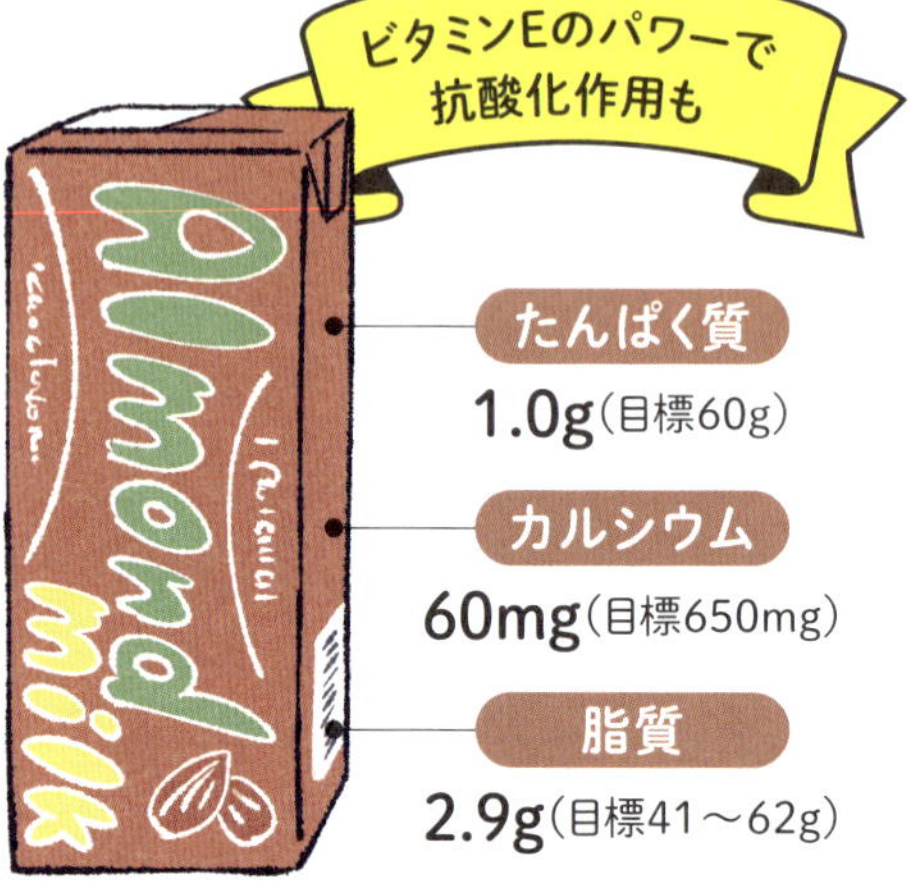

ビタミンEのパワーで抗酸化作用も
Almond milk

**たんぱく質** 1.0g（目標60g）

**カルシウム** 60mg（目標650mg）

**脂質** 2.9g（目標41～62g）

**和田先生のおすすめポイント**

アーモンドミルクばかりだと主要栄養素が不足します。サプリメントとしての位置づけで飲みましょう。

香ばしい風味で、すっきりした味わいのアーモンドミルクは、牛乳より糖質、たんぱく質、脂質が少なめなのが特徴です。

一方、**ビタミンEが豊富で強い抗酸化力があり、細胞の老化を防ぎ、美肌や病気予防**にも。

# オーツミルク

## 食物繊維たっぷりで
## ほんのり優しい味わい

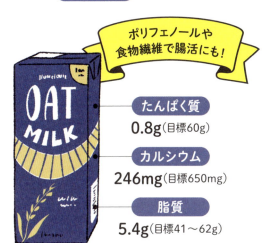

オーツ麦で作った飲料で、ほんのり甘くクリーミーな口当たり。牛乳よりもたんぱく質や脂質が少ない分、低カロリーです。牛乳にはない**食物繊維が多く含まれているので、腸内環境を整えてくれます。**

### 1パック(200ml)あたりの栄養

エネルギー 110kcal

ポリフェノールや
食物繊維で腸活にも!

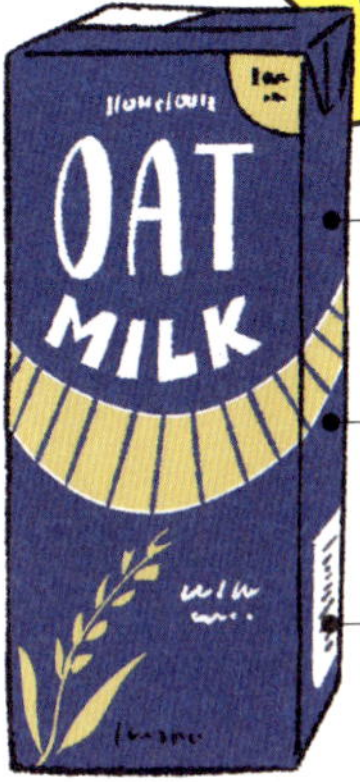


たんぱく質
0.8g(目標60g)

カルシウム
246mg(目標650mg)

脂質
5.4g(目標41～62g)

### 和田先生のおすすめポイント

コクがあってまろやかなので、スープなど料理に使ってもおいしくいただけます。

# ココナッツミルク

## ミネラル豊富な甘い乳状ドリンク

**カリウム、マグネシウム、鉄などミネラル豊富なココナッツミルク。**カリウムは余分な塩分は排出してむくみ防止効果。マグネシウムは骨や歯、脳の健康に不可欠。酸素を運搬する鉄は、貧血や疲労感を軽減します。

### 1パック（200ml）あたりの栄養

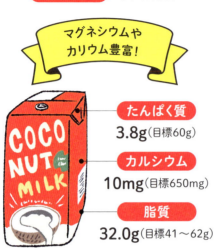

エネルギー 314kcal

マグネシウムやカリウム豊富！

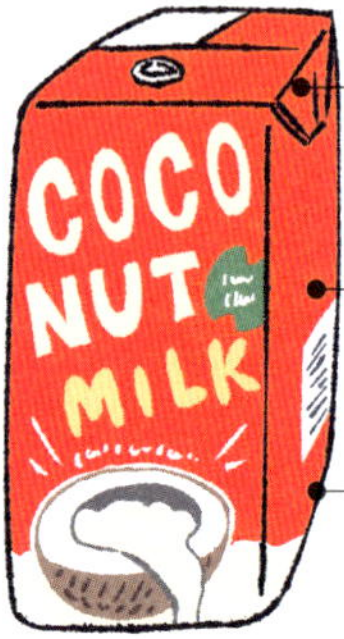

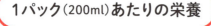


たんぱく質
3.8g（目標60g）

カルシウム
10mg（目標650mg）

脂質
32.0g（目標41～62g）

**和田先生のおすすめポイント**

ココナッツミルクに含まれる脂質は中鎖脂肪酸で、認知機能のサポートに役立つ良質な油です。

# 第3章

# 長生きする牛乳の飲み方

いつ、どのように飲むかで健康への効果も違ってくる牛乳。健康の悩みを解決してくれる飲み方もご紹介!

# 朝昼夜のどの時間帯に飲むかで効果が全然違う！

## ——。「朝牛乳」で今夜の睡眠の質が上がる

年齢を重ねるとさまざまな変化と出くわし、悩むことが増えます。なかでも多いのが睡眠の悩み。布団に入っても眠れない、深夜に目が覚めてしまう、朝の目覚めがよくない、そもそもよく眠れた気がしない……。その原因はストレスや薬の影響、慢性疾患による痛みなどとさまざまです。

睡眠には、体はリラックスしているけれど脳は活動していて情報などの整理をしている「レム睡眠」と、体も脳もリラックスしている「ノンレム睡眠」があります。この二つがセットで90〜110分サイクルをひと晩に4〜6回繰り返します。このサイクルがスムーズでないと眠りは浅くなります。

また、ノンレム睡眠は浅い眠りから段階的に深くなるのが特徴ですが、その際、深い眠りに到達できない場合があります。これもまた、睡眠の質が下がっていることになります。

睡眠の質を低下させる根本的な原因を解決させることは大切ですが、食事でも解決する方法があります。それは、**深い睡眠へと誘うホルモンであるメラトニンの分泌を活発にすること**です。

**メラトニンは別名・睡眠ホルモンといわれ、睡眠のリズムを調整してくれるた**

**め、よい睡眠には欠かせません。**

ところが睡眠の味方であるメラトニンは、日常生活の中で分泌が抑制されてしまうことが多々あります。その一つはストレス。長時間、ストレスにさらされることでメラトニンは抑制されます。気にかかることや不安なことなど、ストレスがかかると眠れないという経験をしたことがある方も多いと思います。

次に、不規則な生活リズム。起床時間が早朝だったり、昼近くだったりとバラバラだとメラトニンの分泌が乱れます。

そしてここ何年かで問題になっているのが、スマートフォンなどによるブルーライト。眠りを妨げるとわかっていても、見ずにはいられないとつい寝室に持ち込んでしまう。子どもや孫に使い方を教えてもらい、つい何時間もスマートフォンとにらめっこ。ブルーライトもまたメラトニンの分泌を大きく抑制するのを実感している人も多いと思います。

また、カフェインやアルコールの摂取もメラトニンの分泌を阻害します。さらに、加齢によってもメラトニンの分泌は減少するのです。

こうして日々、抑制されるメラトニンの分泌をスムーズにするにはどうしたらいいのでしょうか?

それはメラトニンの材料となる食材をとることです。

**メラトニンは、たんぱく質の一種であるトリプトファンが材料となりますが、これは体内で合成することができない必須アミノ酸のひとつです。**だから、食べ物から摂取するしかありません。

**そこで助けの手を差し伸べてくれるのが「朝牛乳」なのです。**

牛乳を飲むとトリプトファンが体内に取り込まれ、セロトニンというホルモンを分泌します。このホルモンは、イキイキと暮らすために大切なもの。**セロトニンは分泌されると、幸福感が増し、前向きで明るい気持ちになるなど、メンタル面に大きな影響を与えるため「幸せホルモン」と呼ばれています。**

牛乳のトリプトファンはセロトニンに変換され、さらにメラトニンに変換されます。牛乳を飲んだらすぐにメラトニンを分泌するわけではなく、その点が一足飛びにはいかないところです。

「トリプトファン→セロトニン→メラトニン」というゴールにたどり着くには14〜16時間かかるといわれ、朝8時に牛乳を飲むと、夜の10時〜12時頃に分泌されることになります。ちょうど就寝時間にあたりますね。

つまり、**朝牛乳を飲むことで、夜に向けて睡眠体制を整えることになります。**

自分の就寝時間から逆算して朝牛乳を飲むと、深い眠りにつけるようになります。

――。

## 「昼牛乳」で活発に動ける体をつくる

「スーパーへ買い物に行くのが面倒だな」とか、「あのカフェに行きたいけれど、入り口の階段がちょっと不安……」というとき、ありませんか？

小さな面倒くさいを積み重ねていくうちに、どんどん活動量が減ってしまい、高齢になればなるほど筋肉や骨などの運動器官が弱くなってしまいます。足腰が弱ってくると、さらに外出が億劫《おっくう》になる。これではヨボヨボへと一直線です！

こういうときこそ牛乳を飲んでほしいものです。これが**活動の多い時間帯に飲む「昼牛乳」です。**

たんぱく質はアミノ酸が連なったもので、その構造や種類によってさまざまな役割があります。

例えば、サプリメントや基礎化粧品などに含まれる「コラーゲン」もたんぱく質のひとつで、皮膚や骨などをつくるもの。コラーゲン入りのサプリや化粧品は肌を再生する効果が期待できるため、それが美肌に欠かせない成分といわれる所以《ゆえん》です。ただし、コラーゲンは皮膚から吸収されることはありません。

牛乳に含まれるたんぱく質は、筋肉にスイッチを入れる種類のものが多く含まれているのが特徴です。少し難しい話になりますが、筋肉をつくるスイッチを入れるのが「分岐鎖アミノ酸」というたんぱく質を構成するアミノ酸です。

スポーツをされたことがある方なら聞いたことがあるかもしれませんが、「分岐鎖アミノ酸」は「BCAA」といわれ、スポーツドリンクの成分になっています。バリン、ロイシン、イソロイシンという3種のアミノ酸で、これらが理想的な比率（バリン：ロイシン：イソロイシン＝1：2：1）で含まれています。
**「BCAA」は、筋肉を成長や修復し、筋肉のエネルギー源となります。**そのため、スポーツ選手にとってはなくてはならない成分です。

筋肉の成長や修復を担っていますが、ハードな運動中や運動後だけに必要なのではありません。**中高年にとっては筋力低下の予防や疲労回復にも有効です。**

「外出すると疲れる」「駅の階段がしんどくなってきたな」というのは、筋肉の衰えはじめか、筋肉が疲労しているサインです。そんなときは、**「もう年だからダメだ……」と言わずに、「昼牛乳」を毎日コツコツ試してみてください。**

## 「夜牛乳」で脱骨折。加齢で脆くなりがちな骨を強固にする

中高年になると途端に骨折する人が増えてきます。特に女性は更年期を迎え、女性ホルモンの減少によって骨がスカスカになる「骨粗しょう症」に不安を感じる人も少なくありません。

そこで欠かせないのがカルシウムです。カルシウムは骨の成分だと思われがちですが、実はカルシウムは骨より血液中に多く存在します。

カルシウムには、骨や歯を強く健康な状態で維持する役目があります。また筋肉の収縮を助けるため、日常の動作にも欠かせません。ほかにも血液の凝固プロセスとも関係していて、出血を止めるのに欠かせないミネラルの一種。神経細胞

の間で信号を伝達する重要な役割もあります。

このように、多くの役割を担っていて血中で働くカルシウムは、必要量を維持するために、足りなくなると骨から溶け出して血中に補充します。こうして骨は脆くなっていくのです。

だからこそ補うのがとても大切です。カルシウムは食事から取り入れやすく、**特に牛乳は最適です。カルシウムを多く含む上に、体内の吸収率が小魚などよりも高いのは、あまり知られていない事実です。**

そして、**吸収に適している時間帯が夜、さらに睡眠中です。「夜牛乳」を飲むことが、骨の強化につながる**というわけです。

ただし、寝る前に冷えた牛乳を飲むのは胃腸に負担がかかります。ぜひ温めて飲みましょう。ちなみに、牛乳は加熱しても栄養そのものは変化しませんのでご安心ください。

# 季節による不調にも牛乳は強い味方になる

## 暑過ぎる日本の夏。脱水を伴う熱中症対策に「夏牛乳」――。

ここ何年か、日本の夏は殺人的な暑さですよね。ニュースでは「不要不急の外出は控えるように」とか、「熱中症に十分気をつけてください」とか。それでもこんなに暑いと、熱中症で搬送される人が多いこと。部活中の中高生や、エアコンを使わずに過ごしている高齢者が熱中症で搬送されたなどと耳にします。

特に高齢者の熱中症の場合、加齢とともに体温調整機能が低下し、暑さへの感度が鈍くなり、気づいたら熱中症になっていたというケースがよくあります。

以前、タレントの所ジョージさんが夏に畑仕事をしている最中に熱中症で倒れたというニュースがあり、その後、彼は経口補水液のCMに起用されました。熱中症の際、なぜ水ではなく経口補水液を飲むのかわかりますか？

それは脱水症状を伴う熱中症だったからです。**脱水症状は熱中症の代表的な症状のひとつで、頭痛、めまい、口渇、尿量の減少、けいれん、重度の疲労感などさまざまな症状が出ます。**

脱水症状は、単に体内の水分が暑さによって不足するだけではありません。重要なのは**電解質が失われる**ことです。これを補うためには「経口補水液」でなければならないのです。

では「電解質」とはなんのことでしょうか？　聞いたことはあるけれど、きちんと理解している人は少ないと思います。ですからあえて、少し説明しますね。

**「電解質」はナトリウム、カリウム、マグネシウムのこと**です。これらが失われると、次のような症状が起こります。

**①けいれん**
筋肉の収縮や弛緩がうまくできずにけいれんを起こします。脚がつったり、まぶたがピクピクすることがあります。

**②疲労感**

電解質はエネルギー代謝に関係するため、不足すると代謝がうまくいかずエネルギー不足になるため、疲労感にもつながります。

**③心拍数の異常**

カリウムやカルシウムのバランスが崩れると、心拍数が異常になり、不整脈が起こることがあります。

**④血圧への影響**

血圧を調整する大切な役割があるナトリウムが不足すると、血圧の低下や急激な変動が起こり、体には非常に大きな負担となります。

さらに重症化すると、混乱、意識喪失など命の危険にさらされかねません。実際に、熱中症などで高齢者が亡くなる事故は毎年のようにあります。

**たかが熱中症、されど熱中症です。**

そこで対策としては水分をとることなのですが、同時に電解質を補う必要があります。だからといって電解質を含む経口補水液を常備するのも大変。そんなときに便利なのが牛乳なのです。

**牛乳にはナトリウム、カリウム、カルシウム、マグネシウムといったミネラルの一部である電解質が含まれています。**そのため、**体内の水分バランスを整えて脱水の予防や症状を抑える役割**もあります。

また、牛乳の成分の9割弱は水です。その上、胃にとどまる時間が長く、持続的な水分補給に有効ともいわれています。

つまり**牛乳は脱水を伴う熱中症対策に有効なため、「夏牛乳」はとてもおすすめなのです。**ぜひ暑くなる前の時間帯から飲みはじめてください。

「夏牛乳」は脱水症状の予防と改善に効果的な上に、高熱が出たときにもいいでしょう。「熱が出たらスポーツドリンクを飲むように」と、医者に言われたことがあるかと思います。ただし、スポーツドリンクには独特の甘さがあるので、飲み慣れていない人には苦痛に感じるかもしれません。

そこで牛乳の登場です。

**おすすめの飲み方は、炭酸水やサイダーと牛乳を１：１で割るドリンク「牛乳サイダー」**（写真は１４１ページ参照）。炭酸のシュワシュワッとした感じと牛乳の組み合わせは意外と新鮮で、口の中に清涼感が広がります。炭酸水で割れば甘みはなくよりすっきりとした味わいで、とても飲みやすいのも特徴です。

「夏に牛乳は重たい」と感じる人にも好評です。ぜひお試しください。

——。インフルエンザ、風邪など感染症を撃退する「冬牛乳」

冬は空気が乾燥してウイルスが繁殖しやすい季節です。そのため、風邪やインフルエンザ、ノロウイルスといった感染症が蔓延しやすくなります。高熱が出て、のどや全身に痛み、嘔吐や下痢などの症状は本当にしんどいですよね。

感染症にかかる原因はさまざまです。人混みに行く機会が多い、多くの人と密室で過ごすなど、感染症の原因となる病原体との接触が多いこともありますが、よくいわれるのが免疫力の低下です。

免疫力が低下する原因も人それぞれ。睡眠不足や偏った食事、ストレス、また基礎疾患によっても免疫力を下げてしまうことがあります。しっかり栄養と睡眠をとって日常生活を整えることも重要ですが、最も簡単な方法は、**体内にある病原菌や異物と戦う役割を担う免疫細胞を増やすことです。**

実はその役割が牛乳にはあるのです。牛乳の飲まず嫌いをしている人はコレステロール値が上がることを気にしている人が多いことは、第1章でも触れました（28ページ参照）。繰り返しになりますが、コレステロールは悪ではありません。むしろ高齢者にとっては味方につけておきたい栄養素なのです。

**コレステロールの役割の一つは、免疫細胞の材料になるということがあります。免疫細胞を増やすことで免疫力が高まれば、風邪やインフルエンザなどに感染しづらくなるはずです。**

免疫力を高めることは、感染症予防だけではありません。肌のバリア機能が向上するため、外部からの刺激や感染から皮膚のトラブルを回避することができます。

また、**免疫機能には体内の炎症を抑える役割もあり、糖尿病や高血圧など生活習慣病のリスクも軽減。さらには、がん細胞が増殖する前に攻撃できるので、がんのリスクの軽減にもつながります。**

感染症にかかっても症状がほとんど出ない人がいますが、それは免疫力の高さが大きな要因ではないかと思います。一方で、感染した人の中には、のどの痛み、高熱、関節の痛み、味覚障害などフルコースの症状が出て非常につらかったという人も多くいます。

免疫力は感染症にかかるのを防げるだけでなく、万が一かかったとしても症状を比較的穏やかにするということもあります。

牛乳が免疫細胞の材料になるのであれば、こんなに手軽な飲み物はありません。**ぜひ感染症が蔓延する初冬あたりから、「冬牛乳」を飲むといいでしょう。**

冬に牛乳を飲まない理由がないくらいです！

この後の第4章で紹介するミルクレシピでは、シチューや煮込み、うどんなどのあったかメニューを紹介しているので、ぜひ挑戦してみてください。

また、「黒ごまきな粉のホットココア」は、免疫力を上げるたくさんの食材を組み合わせた、冬におすすめの最強ドリンクです。

寒くなるこの時期は、冷た過ぎる牛乳は胃腸への刺激が大きいので、温めて飲むのも手。ちなみに牛乳は温めると栄養価はそのまま、ほんのり甘くなります。

そんな特徴も活用して、「冬牛乳」を存分に楽しんでください。

# 「何と一緒にとるか」でさらにうれしい健康効果

## ――。＋マグネシウムで骨を健康にする

ここまで、さんざん牛乳をおすすめしてきましたが、勘違いしないでほしいのは「牛乳だけ飲めば必ず健康になれる」ということではありません。どんなことでもバランスが大切です。**牛乳も飲む、肉や魚、野菜も食べてこその健康**です。

しかし高齢になると量をたくさん食べられない、肉など脂っこいものを食べられなくなるのも事実。そんなときに牛乳が有効という話です。

さらに、牛乳が飲みやすいからといって、摂取する栄養素の大半を牛乳に委ねるとなると問題があります。牛乳は完全栄養食に近いですが、近いだけであって完全ではありません。

また、**牛乳を過剰に摂取すると、骨からカルシウムが溶け出す「脱灰」が起こるという説も**あります。脱灰を起こす原因のひとつとしてマグネシウムの不足が指摘されています。牛乳にはカルシウムが豊富に含まれている一方で、マグネシウムの含有量がゼロではありませんが非常に少ないのです。そのため牛乳ばかりをとっているとマグネシウムが不足するのも覚えておいてほしいことです。

**マグネシウムもビタミンDと同様にカルシウムの吸収を助けるため、骨の健康のためには重要になります。**さらに、マグネシウムはさまざまな食材に含まれるため、せっかく牛乳を飲んだり料理に使ったりするのであれば、マグネシウムが豊富な食材と組み合わせると、より骨の強化につながります。**マグネシムが多く含まれる身近な食材は大豆、ごま、昆布、ひじき、わかめ、ココア**などがあります。豆乳やココアを牛乳に混ぜれば、簡単で栄養価の高い飲み物になりますよ。

## ＋ビタミンCで強くてしなやかな血管や肌に――。

豊富な栄養素で、健康には有益な牛乳。ビタミンAやビタミンB群などのビタミン類も多く含まれています。特に多いのが、ビタミン$B_2$やビタミン$B_{12}$などのビタミンB群。コップ1杯（200㎖）飲めば、1日の食事摂取基準の20～25％前後を補うことができるほど豊富です。

ビタミンB群は炭水化物（糖質）やたんぱく質、脂質の代謝に関わり、エネルギーをつくり出す、肌や髪の健康を保つなど、さまざまな働きがあります。このようにいいことだらけのビタミンB群が豊富な牛乳ですが、同じビタミンでもビタミンCがほとんど含まれていません。

ビタミンCといえば美肌に欠かせない成分ですが、ほかにも多くの働きがあります。**ストレスや風邪などの病気に対して抵抗力を強める役割、骨や皮膚、腱や靭帯、血管などの結合組織の材料となり、成長や修復にも必要不可欠です。**

また、**歯と歯ぐきの健康維持や、熱傷や傷の治癒を助ける働きもあります。**

さらにビタミンCには、**酸化した物質を元の状態に戻す強い還元力がありま す。**ペットボトルの緑茶はこの力を利用して、ビタミンCが酸化防止剤として用いられています。

では、ビタミンCが不足すると健康にはどのような影響があるのでしょうか？

ビタミンCはコラーゲンをつくるのに不可欠な栄養素。そのため不足すると肌の弾力が失われたり、シミやたるみが気になったりします。また、血管が脆くなり、皮下出血や貧血などを引き起こします。

エネルギー産生にも関わるビタミンCは、摂取する量が少ないと、疲労感が強く出ることもあります。

しかし、実際には食事だけでは十分なビタミンCをとることができません。牛乳を飲むことが習慣になったら、ビタミンCも一緒にとることをできるだけ意識するようにしましょう。

私のおすすめはいちごミルクです。いちごをつぶして、そこに牛乳を入れるだけ。いちごの果肉が崩れてみずみずしい果汁で牛乳が甘酸っぱくなってとてもおいしいし、何より手間がかかりません。もちろん、牛乳ではなく**ヨーグルトに入れてもOK**です。

**ビタミンCが多く含まれる食材はキウイや柿、オレンジやレモンなどのかんきつ類、ピーマン、ゴーヤ、ブロッコリー、ほうれん草、さつまいも**などがあります。フルーツ類は牛乳に果汁を加えてドリンクに、野菜類はシチューなどの具にするのがお手軽です。

――――。

## 十抗酸化成分で老化を緩やかにして病気の予防と若返り

年を重ねるにつれて体や心に変化が表れてきます。こうした加齢とともに身体的な機能や組織が衰えてくるのが「老化」。中高年になると、こうした老化が常に自分の健康と隣り合わせだと感じている人も多いのではないでしょうか。

そして年を重ねれば重ねるほど、若々しくイキイキと見える人と、ぐっと老け込んでヨボヨボした人の二つのタイプの差がどんどん広がるという残酷な現実があります。

そんな**老化のスピードの鍵を握っているものの一つが体の酸化です。**聞いたことはあるけれど、いまいちよくわからないという人もいるでしょう。またわからなくても、抗酸化成分が入っているものはよいとして積極的にとっている人もいるかもしれません。

私たちの活動は、食べ物などから摂取した栄養を、酸素を利用して代謝することでエネルギーを生み出して成立しています。代謝において酸素を使うことは、同時に体内で活性酸素を生じさせていることになり、これが酸化です。この活性酸素が厄介なんですね。

活性酸素はシミやしわの元になり、見た目を老けさせてしまいます。がんや糖尿病、脂質異常症、動脈硬化症といった生活習慣病の原因にもなります。

活性酸素が増えるのは、体内での代謝活動だけではありません。ストレス、乱れた食生活、激しい運動、大量の飲酒、紫外線も活性酸素が増える原因といわれています。こうして私たちの生活の中には活性酸素を生んでしまう原因が多くあります。そして、活性酸素は加齢によっても増えるといわれています。

**体内で増えた活性酸素を取り除くことが、老化やがん、生活習慣病の予防になります。そのためには活性酸素を中和させる抗酸化成分を含む食品をとることが大切なのです。**

**抗酸化成分はビタミンA・C・Eの中に多く含まれています。**しかし、牛乳には微量のビタミンAしか含まれていない上に、ビタミンCとビタミンEは含まれておらず、抗酸化成分はほとんど含まれていないのに等しい。だからこそ、抗酸化成分を含む食品を一緒に摂取することで、牛乳にはない栄養素がとれるのです。しかも牛乳との相性がとてもいい。というのも、**トマトに含まれるリコピン、にんじんのβ-カロテン、カニやエビに含まれるカロテノイドなどの抗酸化成分は、牛乳に含まれる脂質によって吸収力を上げることができる**からです。

「トマトと牛乳を組み合わせるの？」と思うかもしれませんが、トマトクリームパスタを思い浮かべてください。優しい味わいの牛乳で酸味もまろやかになったトマトのソースです。パスタにしてもシチューのようにしてもおいしいです。にんじんやカニ、エビなどはシチューにもよく合いますね。

抗酸化成分によって肌にシミやしわが少なければ、それだけで見た目年齢はずいぶん若々しく見られるはずです。また、生活習慣病などが気になる方は、ぜひ抗酸化成分を牛乳と一緒にとるといいでしょう。

――。

## ＋鉄分で怖い貧血の予防に

歩くスピードが遅くなった、小さい文字が見づらくなった、消化に時間がかかり脂っこいものが食べられなくなってきた……など、老化を自覚する体や見た目の変化はわかりやすいものでいくつもあります。

しかし、**自覚しづらいのが「中高年の貧血」**です。

特に高齢者になると、ますます貧血になりやすいのです。というのも、**加齢とともに体内の赤血球の生成が減り、鉄分の吸収や、摂取してもうまく利用できなかったりすることがあります。**また、**消化器系の問題や腸内での鉄分の吸収も低下し、これが貧血の原因に**なることがあります。

ほかにも悪性腫瘍、感染症、膠原病など慢性炎症性の疾患によって体の状態がよくないと、十分に鉄分を摂取してもうまく血液をつくれません。

貧血は、シミやしわ、視力や体力の低下よりも自覚しにくいものですが、実はさまざまなリスクがあります。左記の項目は鉄分不足によって起こるリスクです。

**①著しい体力の低下**

貧血になると、エネルギーを代謝する力が低下し、エネルギー不足になります。少し外出しただけで、強い疲労感が出る、常にだるさを感じることがあります。

**②心血管のリスク**

貧血は心臓への負担が大きくなり、心血管疾患のリスクが高まります。

**③感染症のリスク**

貧血により、免疫機能が低下することがあり、感染症にかかりやすくなります。

貧血の改善には鉄分が必要ですが、牛乳自体には鉄分はごくわずかしか含まれていません。しかし、**牛乳を飲むとほんのり甘く感じる乳糖という成分には、腸管で鉄分の吸収を高める働きがあります。**体内に鉄分が吸収されやすくなることで、貧血防止にもつながるのです。

一方で、コーヒーや緑茶、紅茶に含まれるタンニンは鉄の吸収を妨げるので貧血の人はとり過ぎには注意が必要です。

**鉄分の多い食材は肉や魚、レバーなどの肉の内臓系、ほうれん草などの緑黄色野菜、卵、貝や海藻**などがあります。

―――。

## ＋食物繊維で腸内環境を整える

年を重ねるごとに、便秘気味になっていると感じている人も多いのではないでしょうか。実はこれも老化の一つです。

**視力や聴力が衰えるのと同じように、加齢により腸の動きも低下**します。また水分や食事量が減って栄養バランスが崩れること、運動不足、薬の影響などでも腸内環境が整いづらく、便秘になりやすいのが高齢者の特徴です。こういう方はぜひ、牛乳と一緒に食物繊維をとる工夫をしていただきたいと思います。

食物繊維は腸壁を刺激して蠕動《ぜんどう》運動を促す役割があります。また、腸内の水分を保持する特性があるため、腸の中で便の硬さを調整し、排便しやすくなります。

さらに、**善玉菌のえさとなる食物繊維は腸内環境を整えます。これを助けるのが牛乳のカルシウム。腸内の酸性度を適切にして善玉菌の増殖をサポート**します。

残念ながら牛乳には食物繊維はほぼ含まれていません。しかし、食物繊維が豊富な食材は、乳製品ととても相性がいいのが特徴です。メニューを考える際は、食物繊維を加えることを優先にしてみるのも手です。

牛乳だけでなく、ヨーグルトと合わせれば乳酸菌もとれるので効果倍増。さらに腸内環境を整える手助けとなります。

具体的には、**ほうれん草、ブロッコリー、キャベツやきのこ類は牛乳とともにシチューにするのが手軽。りんご、いちごなどはヨーグルトに入れる、シリアルやオートミールは牛乳やヨーグルトに入れるのもおすすめ**です。

便秘が気になる方は、ぜひとも積極的に食生活に取り入れてください。

# 牛乳の栄養素を最大限、吸収する飲み方のポイント

## 1日3回、ちょこちょこ牛乳でたんぱく質の吸収率を最大限に

牛乳のよさをとうとうと語ってきましたが、中高年の健康にとって牛乳はとても高い潜在能力を秘めています。しかし、繰り返しになりますが……だからといって牛乳だけをとっていれば安心か、というとそうではありません。

健康であるための理想は、さまざまな食材からいろいろな栄養素をとることです。年齢とともに食事の量も減っていき、栄養不足が気になる人には、牛乳を取

り入れた食生活はとてもよいということもお伝えしてきました。

何度も言いますが、牛乳は豊富な栄養がバランスよく含まれますが、たくさんとったらとった分だけ吸収され、肉となり骨となるわけではありません。そこで、ここでは最大限に吸収するコツをご紹介します。

**たんぱく質を例にとってみると、一回の食事で吸収できる量は20〜40g程度と決まっています。とり過ぎて吸収されないたんぱく質は体内で活用されず、消化吸収において内臓に負担がかかってしまいます。**するとと腸内環境が乱れる、骨密度が低下するともいわれています。せっかくたんぱく質をとったのに、活用されないのは、本当にもったいないことです。**中高年にとって筋肉や骨は宝。**その材料であるたんぱく質を捨てていることになるのですから。

**そこでおすすめなのが、1日のうちに何度も分けて飲むこと。**

牛乳を飲んでたんぱく質をしっかりとろうと考えているのなら、一度に多くの量を飲むのではなく、朝昼晩と分けて飲むことがポイント。ちょこちょこ飲みこそが摂取した栄養素を最大限に活用できるのです。

前述で、「朝牛乳」「昼牛乳」「夜牛乳」の提案をしましたが、それ以外も、**水分補給の基本に牛乳を置き、1日に何度もこまめに飲むとさらによい**でしょう。**中高年以降は、冷蔵庫に牛乳を必ず常備してほしい**くらいです。

## ——。乳製品や第三のミルクも活用しよう

牛乳そのものが少し苦手という人の中には、乳製品なら大丈夫という場合もあ

るのではないでしょうか。そういう人におすすめなのが、**ヨーグルトやバターを積極的に取り入れること。これらは牛乳を加工した食品なので、牛乳と同じ栄養をとることができます。**

たまには生クリームもいいですね。

高齢者専門の精神科で患者さんを診ていたときに気づきましたが、高齢者は甘いものが好きな人が多くいます。若い頃はそうでもなかったのに、好きになったという声もよく聞きます。食事の量が減ってしまい、エネルギー代謝も低下するため、エネルギーが不足しがち。そういったときに速やかにエネルギーになる甘いものが欲しくなるからかもしれません。

甘いものが食べたくなったら、乳製品や卵を多く使ったものを選ぶようにするといいですね。気持ちもおなかも満たされて、栄養もとれるので、一石三鳥くらいにはなりますから。

どうしても牛乳が苦手……ということであれば、**豆乳やアーモンドミルク、オーツミルク、ココナッツミルクに置き換えてもいい**でしょう。ただし、これらは植物性のたんぱく質なので、牛乳とまったく同じではありません。免疫細胞やホルモンの材料になるコレステロールや骨を丈夫にするカルシウムはカバーできませんので、ほかで補うようにしましょう。

反対に、牛乳にはないうれしい栄養も含みます。詳しくは第2章（76〜80ページ）を参照してください。

# 第4章

牛乳をもっと食卓に！

# ミルクレシピ10

ひと皿で牛乳の栄養価を最大限に生かした料理と、手軽に栄養不足を解消できるドリンクを紹介します。

ミルク料理 1

# さけとブロッコリーのチーズシチュー

ここに効果的！ 骨力 血管力

## 牛乳×さけコンビでカルシウムの吸収を底上げ

牛乳にカルシウムが豊富なのは何度もお伝えしてきました。せっかくカルシウムをとるのであれば、体の中で有効活用できるよう最大限に吸収したいものです。そこでプラスしたいのが、**カルシウムの吸収を高めてくれるビタミンDとビタミンK。**どちらかではなく、ぜひ一緒にとってもらいたいのです。理由は、**ビタミンDでカルシウムを吸収して、ビタミンKで骨に定着できるから。**高齢者にとって最も恐れる骨折のリスクも減らせます。ちなみに、ビタミンDは日光浴によっても合成できます。これは、紫外線が皮膚にあたると皮膚内にある物質がビタミンDに変換されるからです。

具体的な食材でいうと、**ビタミンDは脂がのった魚にとても豊富**です。

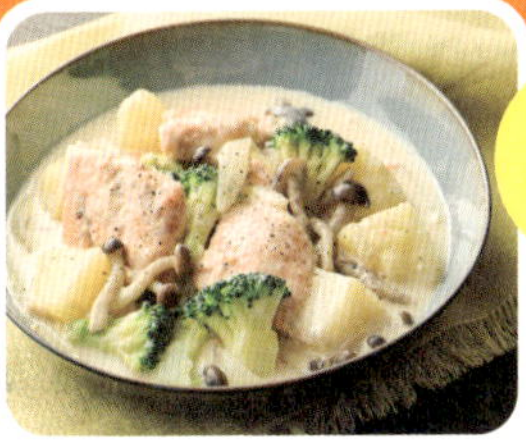

この料理のレシピは
次ページに
掲載しています！

例えばさけ、さば、まぐろなど。ほかにも、きのこ類にも豊富に含まれています。

**ビタミンKは骨にカルシウムを定着させるプロテインを活性化するため、骨の強度や密度を高めてくれます。**ほかにも血液の凝固因子であるたんぱく質を活性化するため、けがなどで出血した場合、血液が適切に固まり、過度な出血を防いでくれます。また動脈や血管の石灰化を防ぐ役割も。**ビタミンKは、野菜の中でも特に緑黄色野菜に多く含まれています。**ブロッコリーやほうれん草などの青菜、キャベツもいいですね。あとは大豆類にも含まれているので、みそを使った料理もおすすめです。

カルシウムの吸収率を上げてくれる食材をたっぷりゴロゴロ入れて煮込むシチューは、お手軽料理。しかも牛乳と塩味は相性がよく、とてもおいしいので、ぜひ作ってみてください。

# さけとブロッコリーのチーズシチュー

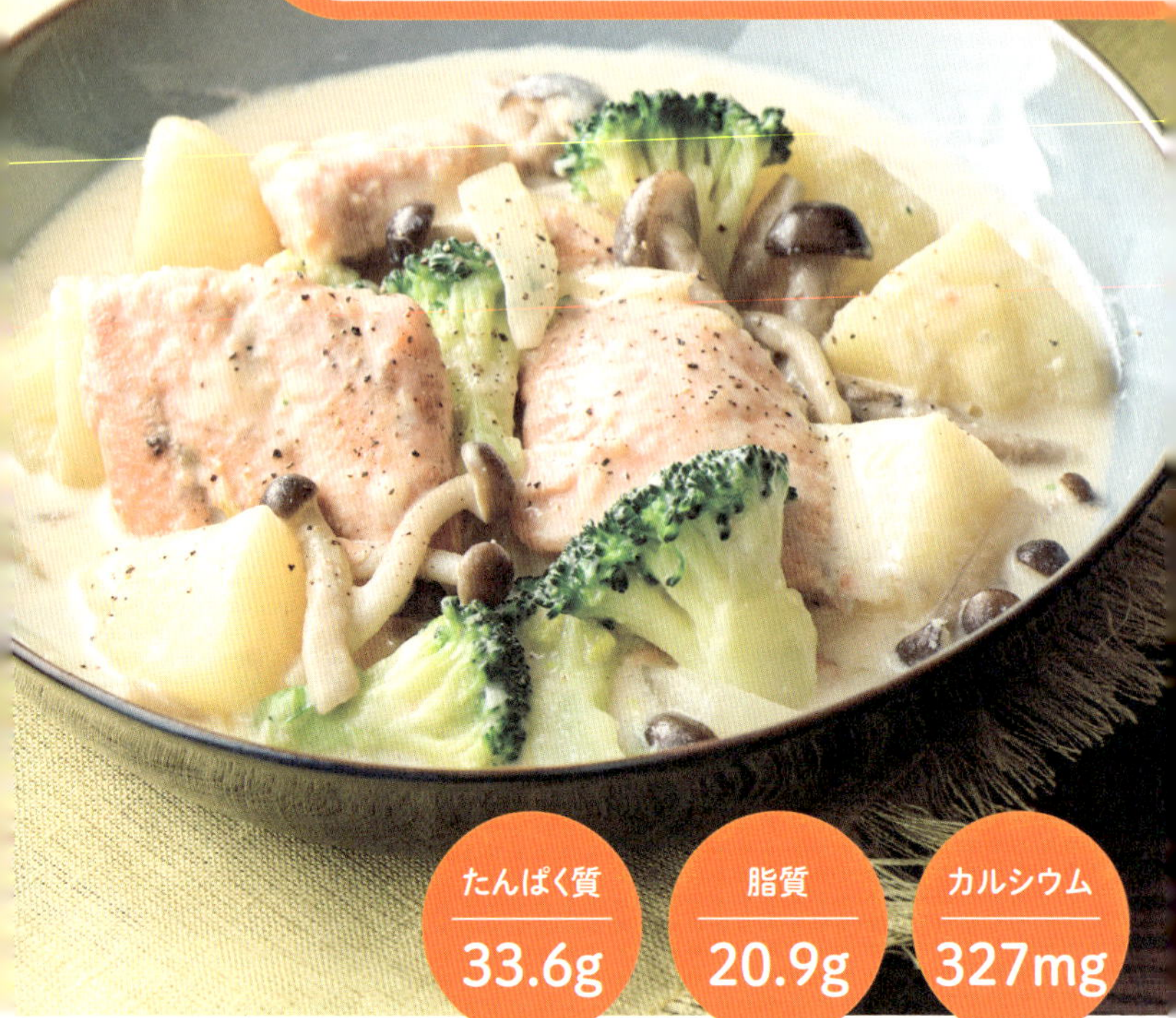

たんぱく質 33.6g
脂質 20.9g
カルシウム 327mg

## 材料 2人分

| | | | |
|---|---|---|---|
| 生さけ | 2切れ(160g) | バター | 10g |
| 塩・こしょう | 少々 | オリーブ油 | 小さじ1 |
| 小麦粉 | 適量 | 水 | 150ml |
| ブロッコリー | 4房 | 牛乳 | 300ml |
| 玉ねぎ | 1/2個 | みそ | 大さじ1 |
| じゃがいも | 1個(150g) | 片栗粉 | 小さじ1 |
| しめじ | 1パック | ピザ用チーズ | 30g |

## 作り方

1 さけは皮と骨を取り除き、1切れを3等分にする。塩、こしょうを振ってから、小麦粉を薄くまぶす。

2 ブロッコリーは半分に、玉ねぎは1cm幅のくし形に、じゃがいもは皮をむいてひと口大に切る。しめじは小房にほぐす。

3 鍋にバターを入れて中火で溶かし、1のさけを入れて両面を焼いて一度取り出す。同じフライパンにオリーブ油を入れて中火で熱し、玉ねぎとしめじを入れて炒める。

4 水を加えて煮立ったら、じゃがいもを入れてふたをして弱火で6～7分煮る。さらにさけとブロッコリーを加え、再度ふたをして弱火で5分ほど煮る。牛乳とみそ、片栗粉を合わせたものを加えてかき混ぜながら煮る。フツフツとしてきたらチーズを加え、大きく混ぜたら完成。

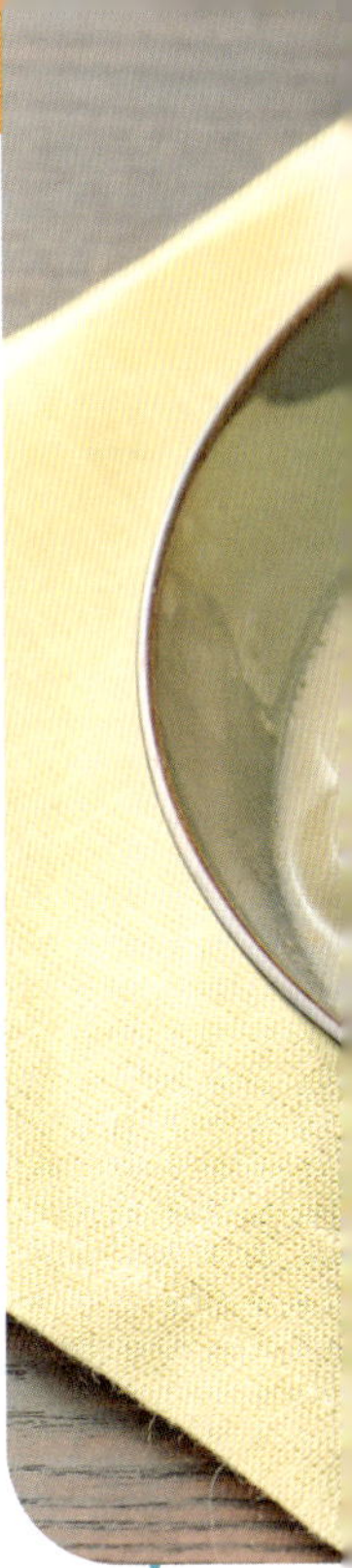

### ポイント

- さけは焼いてから一度取り出すことで身がパサパサになるのを防止。
- ブロッコリー以外にも、ほうれん草や小松菜を入れてもOKです。

※栄養価は1人分になります。

ミルク料理 2

# 食パンチーズキッシュ

ここに効果的！ ≫ 筋力 回復力 美肌力 睡眠力

## 朝牛乳でエネルギーづくりと睡眠の準備を

1日が始まる朝に、牛乳をとると二つのいいことがあります。一つは動ける体をつくる材料になるためアクティブに活動できること。もう一つは、夜の眠りの質を上げられることです。

一つめは、牛乳に含まれるたんぱく質は筋肉や皮膚、髪、爪などをつくる材料になるから。特に中高年からは筋肉が減り筋力が低下していきます。「歩くのがしんどいな」「よろけやすくなった」と思ったときがそのサイン。筋肉を維持するには、中高年こそたんぱく質を意識して積極的にとらなくてはいけません。

たんぱく質が含まれる食品の中でも、**朝は牛乳、卵やツナなど比較的消化に負担の少ないものを食べるのがポイント**。朝はまだ胃腸も起きていな

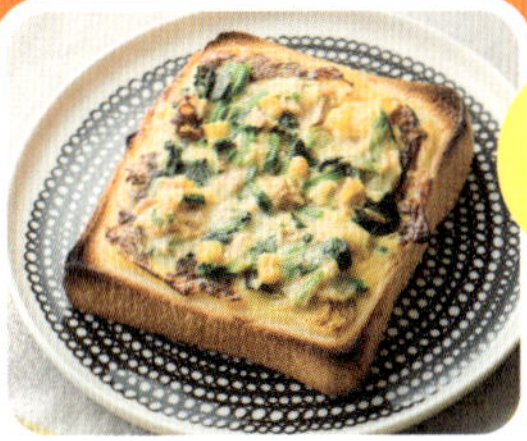

この料理のレシピは
次ページに
掲載しています！

いので、脂の多いものは胃腸に負担となり、「しんどくて食べられない」となると、たんぱく質の摂取量も減ってしまいがちです。

二つめは、朝牛乳や、卵に含まれるトリプトファンをとることで、それがセロトニンというホルモンの材料になるから。セロトニンは幸せホルモンともいわれ、気持ちを安らかにし、不安やムカムカする気持ちを静めてくれます。

トリプトファンはセロトニンを分泌して14～16時間後にメラトニンという別のホルモンをつくります。これが眠りを誘ってくれるのです。ただし、つくられるのに時間がかかるホルモンなので、**朝しっかりと、その材料になる牛乳をとることが大切**なのです。

**朝牛乳を効果的にしてくれる卵やツナ、ほうれん草を食パンに全部のせて焼く**ことで、栄養が豊富で食べやすいキッシュ風になります。

# 食パンチーズキッシュ

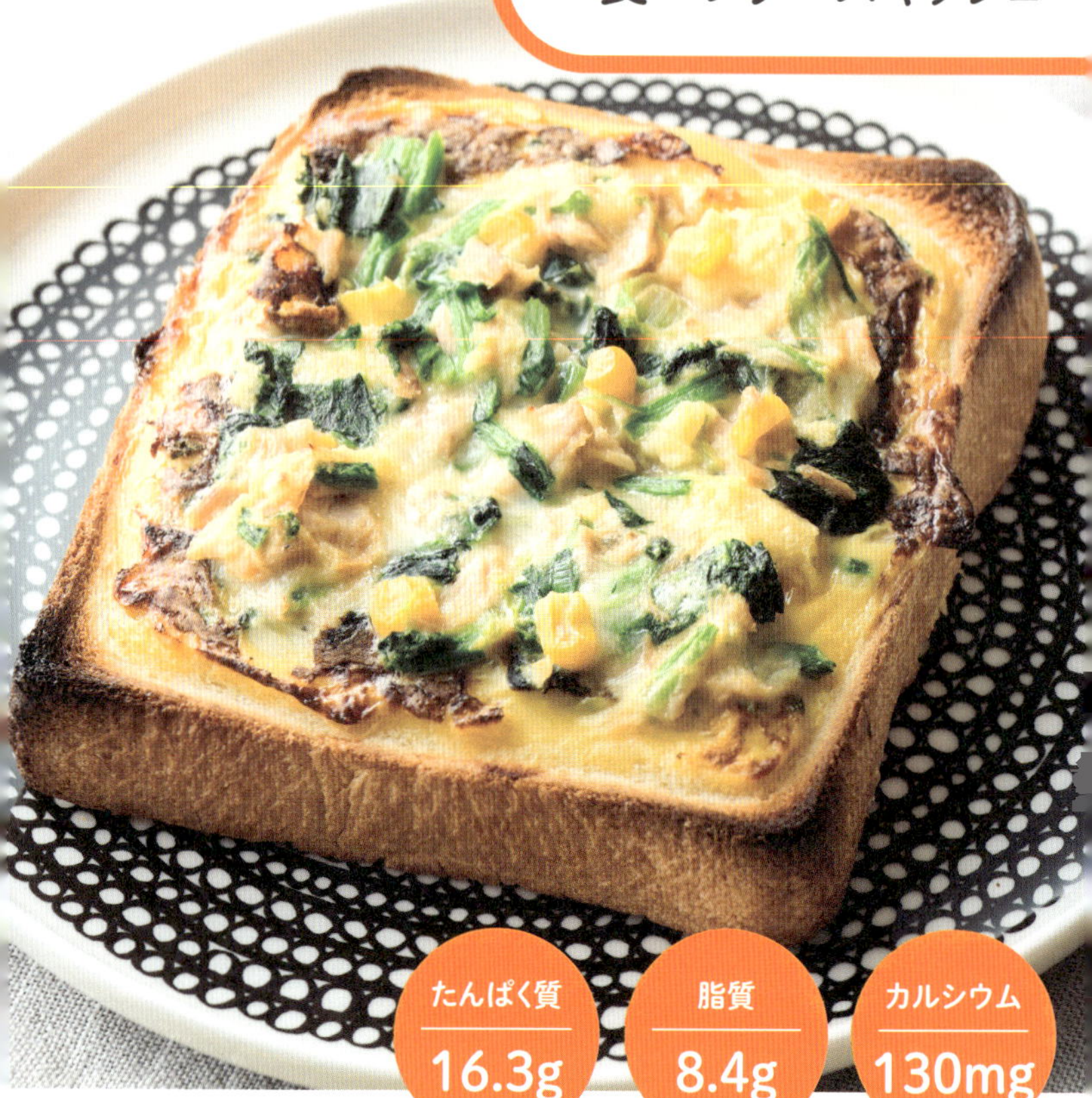

たんぱく質 16.3g

脂質 8.4g

カルシウム 130mg

## 材料 1人分

食パン(5枚切り)……1枚
ほうれん草……1/4束
ツナ水煮缶……小1缶(70g)
卵……1個
牛乳……50ml
ホールコーン……大さじ1
ピザ用チーズ……20g
塩・こしょう……少々
調理油……適量

## 作り方

1 食パンは耳から1cmくらい内側に四角く切り目を入れ、切り込みを入れた中央の部分を、底を抜かないようにはがし取る。あいた中央の部分は押さえてつぶし、箱形を作る。

2 ほうれん草はさっとゆでて2～3cm長さに切り、水けをしっかりと絞る。ツナの缶汁をきる。

3 ボウルに卵を割りほぐし、牛乳と1のはがし取ったパンをちぎり、2、コーンとチーズを加えて混ぜる。塩、こしょうで味を調える。

4 トースターの天板にホイルを敷いて薄く油を塗り広げ、その上に1をのせ、3を注ぎ入れて、ホイルをかぶせる。オーブントースターで20分焼き、ホイルを取ってさらに10分程度、焼き色がつくまで焼く。

### ポイント

短時間で作る場合は、フライパンに油を薄く塗り広げて弱めの中火で熱し、1をのせて、3をそっと流し入れる。箱形にしたパンの底を手で押さえるようにしてのせ、弱火にして4～5分焼いて裏に返して、さらに2～3分焼く。

ミルク料理 3

# 鶏むね肉のトマトクリーム煮

ここに効果的！ 免疫力 血管力 美肌力

## 牛乳と濃い色の野菜で老化を食い止める

シワやたるみ、白髪などの外見の変化、筋力や認知能力の低下、視力や聴力の低下、高血圧や高血糖などの健康の問題。こうした自分の身に起こりうる変化が「老化」です。老化はある日突然ではなく、日々進んでいくもの。だから毎日の習慣や食生活が大切なのです。

老化を早めてしまう要因はさまざまですが、注意したいのが無自覚のうちに増える活性酸素によるもの。**活性酸素は、体がエネルギーをつくるときや炎症が起こったとき、紫外線やたばこなどさまざまなことが引き金になって発生**します。過剰になると細胞や組織にダメージを与え、皮膚や血管、筋肉など体のありとあらゆるところで、じんわりと老化を進めてしまい、それが見た目の老化、病気などにつながります。

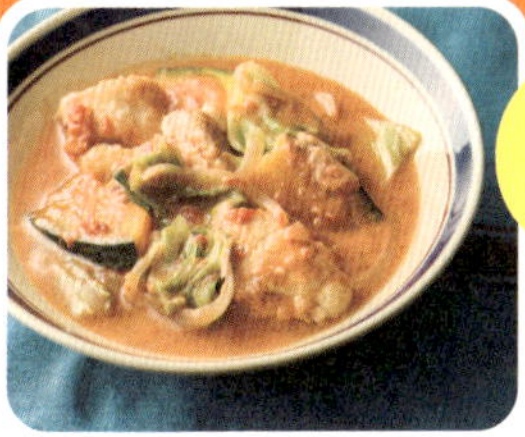

この料理のレシピは
次ページに
掲載しています！

**活性酸素を中和して老化を遅らせてくれるのが抗酸化成分を含む食材**です。抗酸化成分は野菜や果物に多く含まれていますが、なかでも覚えておいてほしいのが赤やオレンジ、黄色など鮮やかで色の濃い野菜です。

身近な食材としてはトマト、かぼちゃ、にんじん、さつまいも、ほうれん草、ブロッコリーなどです。**トマトにはリコピンという強力な抗酸化物質が含まれていて心血管疾患や特定のがんのリスクを下げるのに役立つ**といわれています

また、**にんじん、かぼちゃ、さつまいもは体内の活性酸素を無毒化して細胞を保護するため、免疫機能や皮膚や視力の健康**に役立ちます。

しかも抗酸化成分の吸収は、実は脂質と一緒にとると高まるのです。こうした理由から、牛乳と肉、濃い色の野菜を加えた煮込み料理はおすすめ。栄養価が高く老化を食い止める、うれしいひと皿の出来上がりです。

# 鶏むね肉のトマトクリーム煮

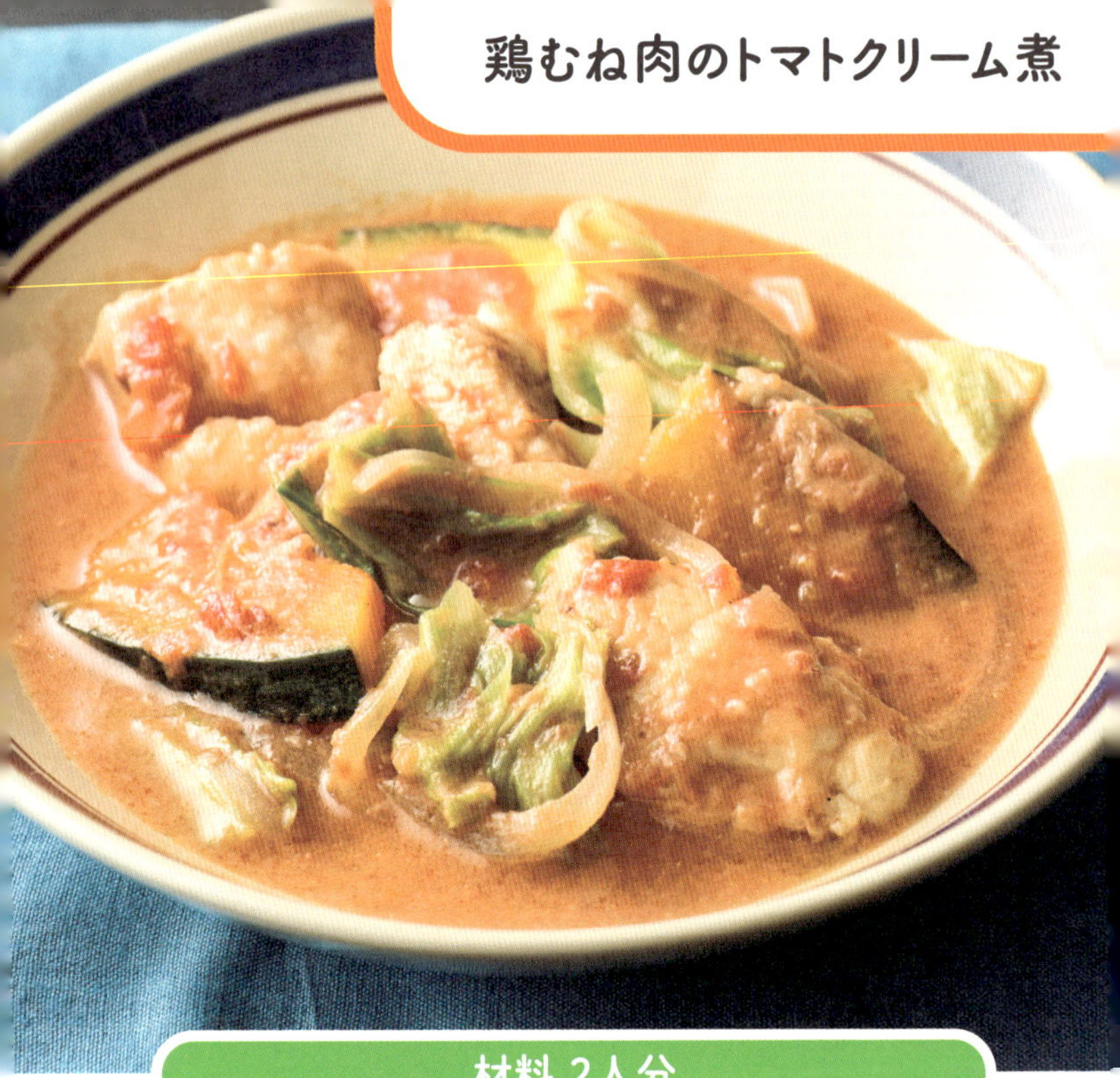

## 材料 2人分

鶏むね肉……1枚(200g)
塩こうじ……大さじ1
こしょう……少々
小麦粉……大さじ1・1/2
玉ねぎ……1/2個
かぼちゃ……60g
キャベツ……2〜3枚
オリーブ油……大さじ1/2
水……100ml

〈A〉
トマト水煮缶(ダイスカット)……100〜150g
牛乳……200ml
コンソメスープの素……小さじ1/2
塩こうじ・砂糖……各小さじ1
こしょう……少々

| たんぱく質 | 脂質 | カルシウム |
|---|---|---|
| 25.9g | 13.5g | 16.9mg |

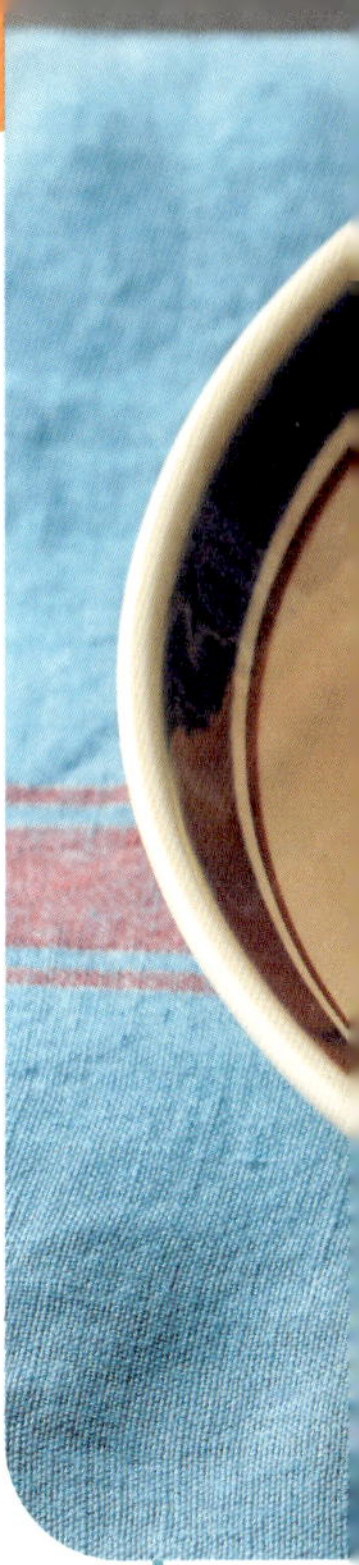

## 作り方

1 鶏肉はひと口大に切り、塩こうじをもみ込んで、こしょうを振ったら小麦粉をまぶす。玉ねぎは薄切りに、かぼちゃはひと口大に、キャベツは3㎝ほどのざく切りにする。
2 フライパンにオリーブ油を熱し、鶏肉を焼く。焼き色がついたら端に寄せて、あいたところに玉ねぎを入れてさっと炒める。
3 かぼちゃと水を加えてふたをして、5分ほど煮る。
4 〈A〉とキャベツを加え、時々かき混ぜながら、材料に火が通るまでさらに5～6分煮る。

### ポイント

鶏むね肉は塩こうじをしっかりもみ込むと、加熱をしてもパサつかずに柔らかく仕上がります。具材はにんじんやほうれん草、ブロッコリーなども◎。

ミルク料理 4

# ミルク炊き込みご飯

ここに効果的！ ≫ 回復力

## 牛乳＆シーフードが疲れた体を救ってくれる

疲れがたまると「外出したいのに体が思うように動かない」と、気持ちと体がちぐはぐになることがありませんか？　そんなときは休養はもちろん、**食事をしっかりとることは、実は疲労回復に即効性を発揮します。**

アスリートはまさにそれを体現しています。試合やトレーニングでめいっぱい使った体の疲労回復のために、まず食事をとるのです。例えばシドニー五輪のマラソンで金メダルを取った高橋尚子さんは、現役時代、朝から2kgのステーキを食べていた話は有名です。酷使した筋肉を修復するためにたんぱく質をとることは大切。もちろん、日常でこんなに食べる必要はありませんが、疲労感は「動きたくないな」「人と会うのが面倒」と意欲や好奇心も低下させてしまい、老いを加速させます。

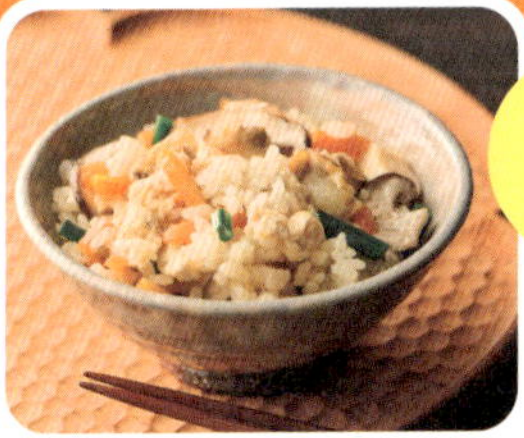

この料理のレシピは
次ページに
掲載しています！

さらに、加齢とともに代謝が下がり、食べたものからエネルギーをつくりにくい状態に。エネルギー不足となり、疲れを感じやすくなります。

代謝を上げてエネルギーを生み出すためには、**炭水化物（糖質）やたんぱく質、脂質の三大栄養と、それらをサポートするビタミンB群を一緒にとることが大切です。たんぱく質代謝にはビタミン$B_6$とビタミン$B_{12}$、糖代謝にはビタミン$B_1$とビタミン$B_2$とビタミンB群が複合して働くため、ビタミンB群を併せてとることが疲労回復には効果的です。**しかも牛乳1杯（200g）で一日に必要なビタミン$B_2$とビタミン$B_{12}$の20～25％もとることができます。

さらに疲労回復を底上げしてくれるのが、アミノ酸の一種であるタウリンで、魚介類からとれます。牛乳と魚介類の炊き込みご飯は炭水化物もとれてエネルギー不足が解消され、イキイキ元気のサポート役になります。

# ミルク炊き込みご飯

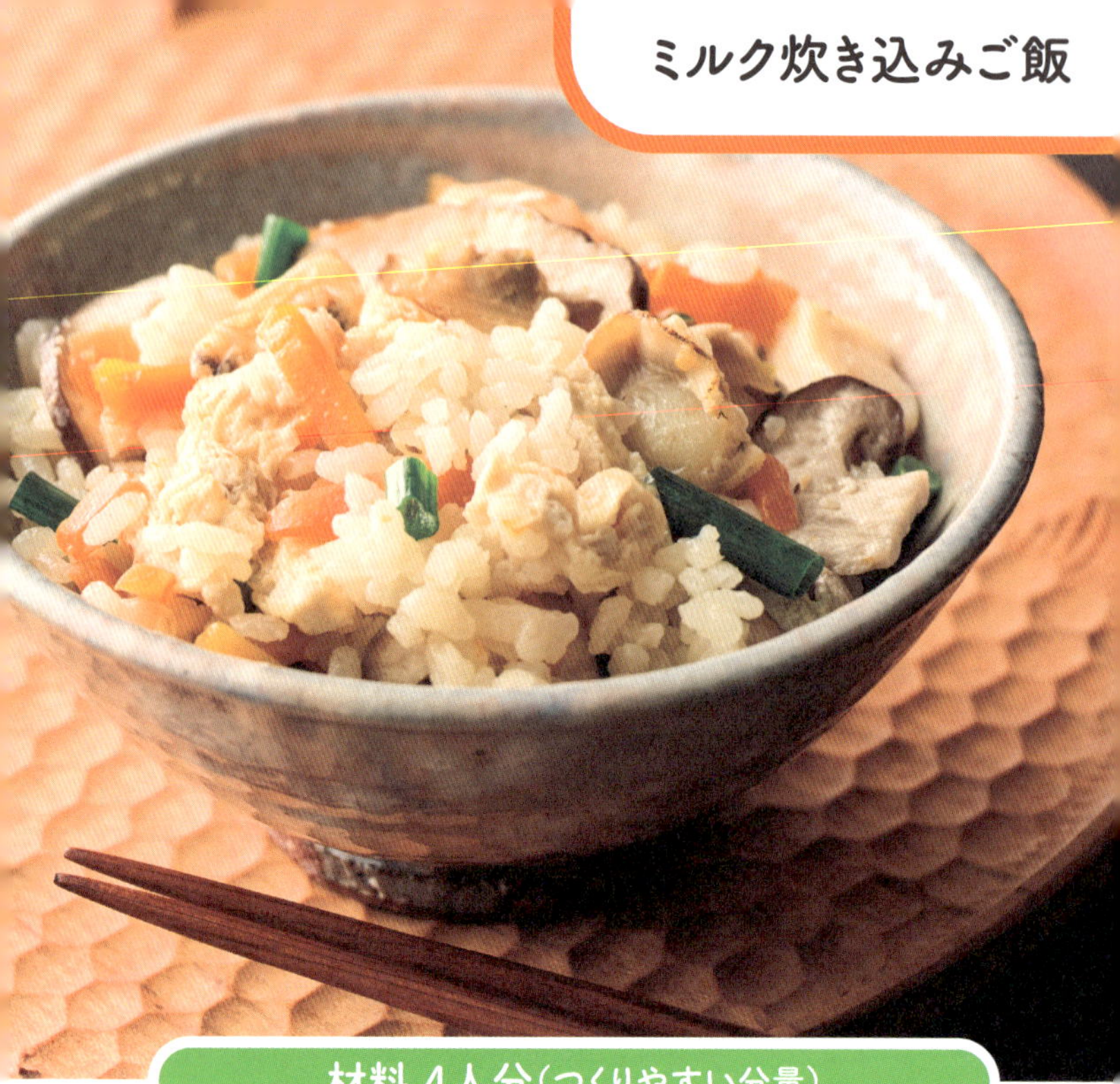

## 材料 4人分（つくりやすい分量）

| | | | |
|---|---|---|---|
| 精白米 | 2合 | 水 | 150ml |
| シーフードミックス（冷凍） | 150g | 〈A〉 | |
| 玉ねぎ | 1/2個 | おろししょうが | 小さじ1 |
| しいたけ | 4個 | 酒 | 大さじ1 |
| にんじん | 80g | 牛乳 | 200ml |
| 油揚げ | 1枚 | しょうゆ | 小さじ2 |
| バター | 10g | みりん | 小さじ1 |
| 小ねぎ | 4本 | 塩 | 小さじ1/3 |
| | | こしょう | 少々 |

| たんぱく質 | 脂質 | カルシウム |
| --- | --- | --- |
| 16.0g | 7.6g | 123mg |

## 作り方

**1** 米は洗って炊飯器の内釜に入れ、分量の水を入れて30分ほど浸水させておく。

**2** シーフードミックスは3%の塩水（水200ml＋塩6g）に30分ほど浸け、ざるにあげて水気をきり、ペーパータオルに挟んで余分な水気をふき取る。

**3** 玉ねぎは横半分に切って薄切り、しいたけは薄切り、にんじんは細切り、油揚げは縦半分に切ってから細切りにする。

**4** **1**に〈A〉を入れて軽く混ぜたら、**2**と**3**をのせて広げ、バターを散らして炊飯する。炊き上がったら小口切りにした小ねぎを加えて、さっくりと混ぜて器に盛る。

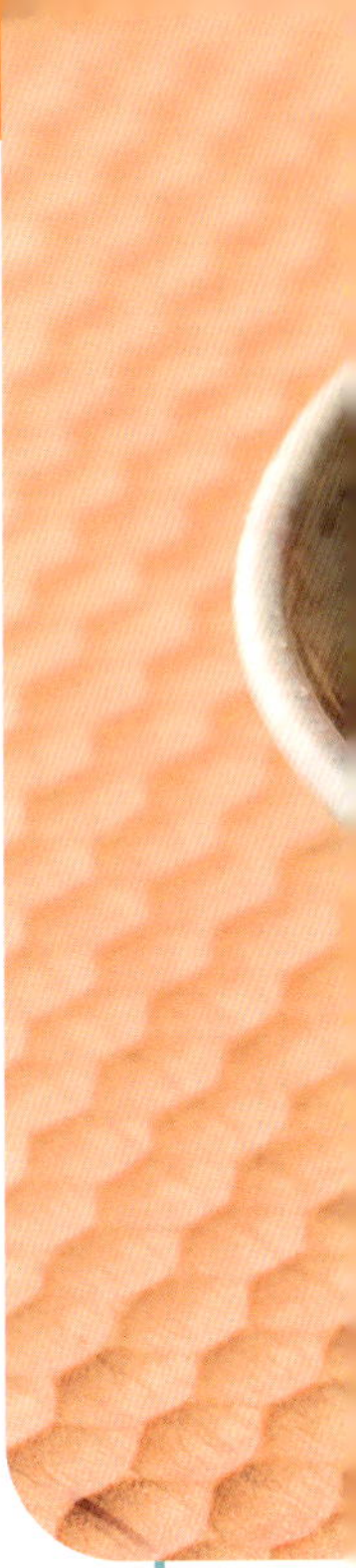

### ポイント

- シーフードを塩水につけると臭みも取れてプリプリの食感になります。
- にんじんにはβ-カロテンが含まれていて粘膜を守ってくれるので、喉の痛みがあるときにもいいメニュー。

ミルク料理 5

# さば缶のミルクみそ煮込みうどん

ここに効果的！》》 骨力 血管力 認知力

## 牛乳とさばのダブルカルシウムで骨太に

骨ケアは中高年にとって優先順位が高いもの。骨折で動けなくなれば、活動量が減って、体も脳もその機能はあっという間に低下します。だからこそ運動はもちろんのこと、毎日の食事でのカルシウム摂取が大切になります。そこで、ぜひ取り入れたいのが牛乳とさばの組み合わせ。**牛乳はカルシウムが豊富な上に吸収率が約30％と非常に高いのが特徴。**さらに、**さばもカルシウムの吸収率が高く、ビタミンDも含まれていて、カルシウムの吸収をサポートしてくれる優等生的な食材**です。

また、さばにはEPA（エイコサペンタエン酸）とDHA（ドコサヘキサエン酸）が含まれています。**EPAは血液をサラサラにして動脈硬化や心筋梗塞の予防**に。**DHAは脳機能のサポートや抗うつ作用**もあります。

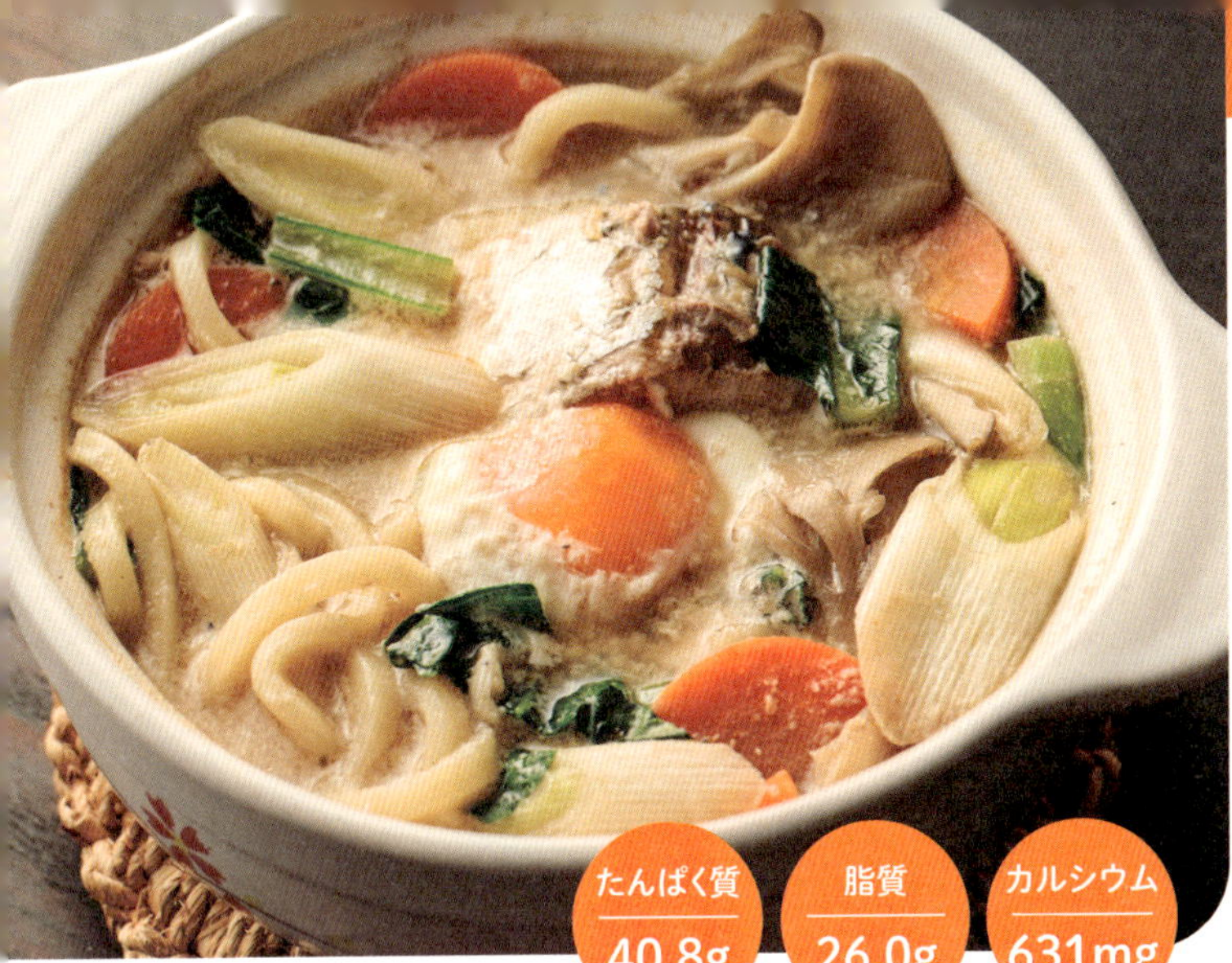

| たんぱく質 | 脂質 | カルシウム |
| --- | --- | --- |
| 40.8g | 26.0g | 631mg |

## 材料 2人分

冷凍うどん……2玉
野菜（長ねぎ1本、にんじん50g、小松菜1/2束）
まいたけ……1/2パック
さば水煮缶……1缶
卵……2個
だし汁……300ml
すり白ごま……大さじ2
〈A〉
牛乳……300ml
みそ・酒……各大さじ1
みりん・しょうゆ……各小さじ1

## 作り方

1 ねぎは斜め薄切り、にんじんはいちょう切り、小松菜はざく切りにする。まいたけは小房にほぐす。
2 鍋にだし汁、まいたけ、にんじんを入れて強めの中火にかけて、煮立ったらさば缶を汁ごと加えてほぐす。
3 〈A〉とねぎを加え、ふたをして中火で5分煮る。
4 冷凍うどんを加えてほぐしながら煮る。小松菜を加え、卵を割り落とす。好みの固さになったら火を止め、ごまを振って完成。

**ポイント** うどんはあらかじめ電子レンジで加熱すると時短になります。

ミルクドリンク 1

# ミルクセーキ

ここに効果的！ 筋力 骨力

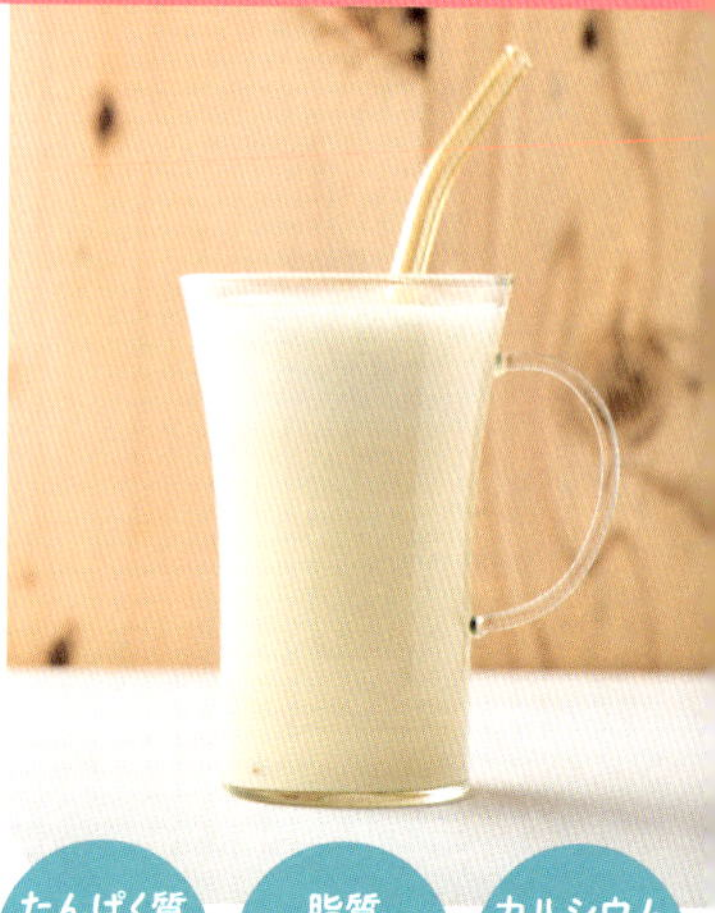

たんぱく質 11.1g
脂質 10.8g
カルシウム 188mg

**材料 1人分**

牛乳 …… 150ml
卵 …… 1個
きび砂糖 …… 大さじ1
バニラエッセンス …… 少々

**作り方**

ミキサーに牛乳、卵、砂糖、バニラエッセンスを加えて、なめらかになるまで攪拌《かくはん》する（ミキサーがない場合は、ボウルに砂糖と卵を入れて泡立て器で混ぜ、牛乳を少しずつ加えて溶きのばす。最後にバニラエッセンスをたらす）。茶こしでこしながらグラスに注ぐ。

## 優しい甘さで懐かしの味のプロテインドリンク

たんぱく質の目標摂取量に届かない人は、ぜひミルクセーキを。たんぱく質は体に入るとアミノ酸に分解・吸収されます。**牛乳と卵はアミノ酸の量が多く、吸収率が高い上に効率的に代謝され、筋肉や組織の修復や成長**に役立ちます。ドリンクなので食事よりも摂取しやすく、たんぱく質の摂取量のアップに◎。

ミルクドリンク 2

# オレンジミルクラッシー

ここに効果的！ 回復力 美肌力

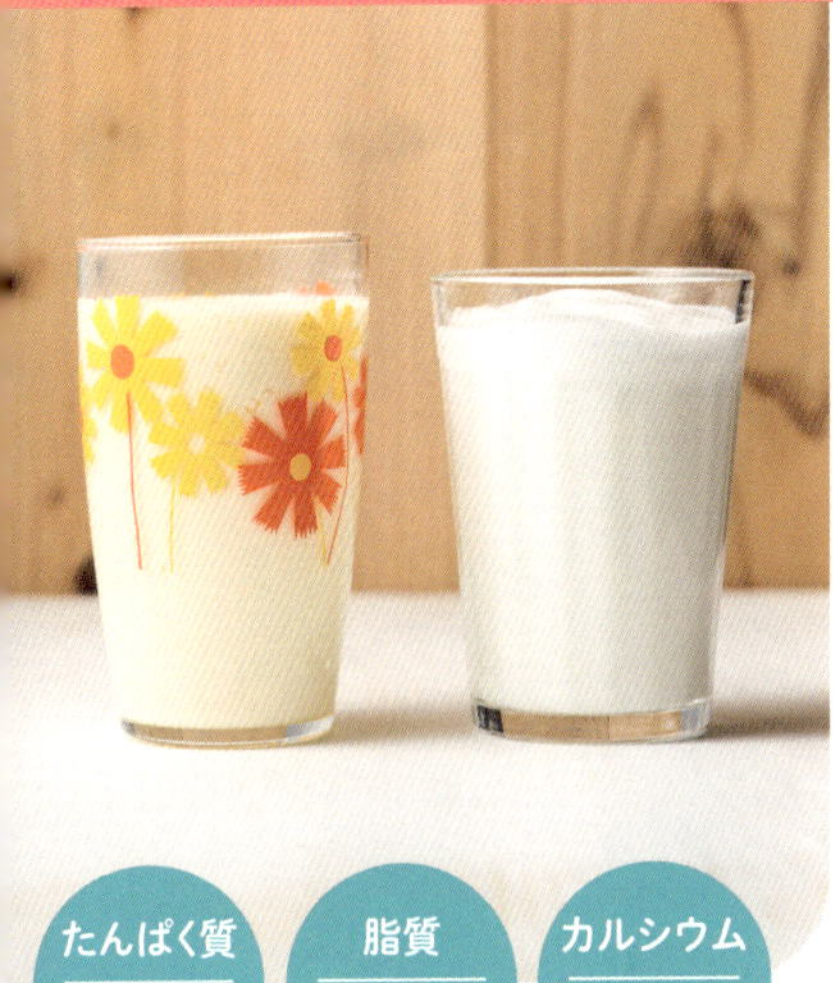

たんぱく質 5.3g　脂質 5.0g　カルシウム 161mg

**材料 1人分**

牛乳・オレンジジュース……100ml
プレーンヨーグルト……大さじ2
はちみつ……小さじ2

**作り方**

グラスにヨーグルト、はちみつを入れてよく混ぜ合わせたら、牛乳を加えて溶きのばす。オレンジジュースを加えてさらに混ぜる。

※写真右の「牛乳サイダー」は97ページをご参照ください

## お疲れのときにも美肌対策にも牛乳パワーを

牛乳に含まれるたんぱく質には、筋肉の回復に欠かせないアミノ酸が豊富です。運動だけでなく、長距離を歩いた、力仕事や立ち仕事などお疲れのときには、**細胞のエネルギー産生を助け、抗酸化作用を持つオレンジ**と一緒に。**疲労回復だけでなく、ビタミンCの働きで肌の酸化を防いでしわ、シミなどの予防**にもなります。

ミルクドリンク 3

# バナナレモンダブルミルク

ここに効果的！ ≫ 回復力

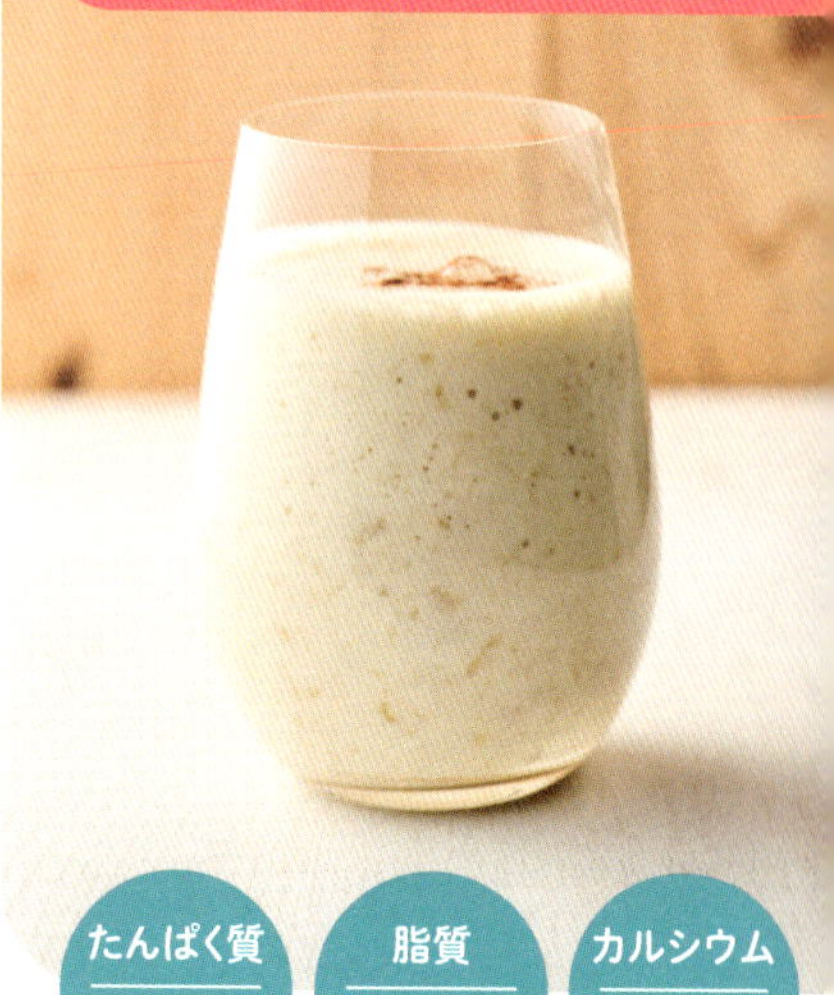

**材料1人分**

バナナ……1本
無調整豆乳……50ml
牛乳……150ml
レモン汁……大さじ1
はちみつ……大さじ1

**作り方**

1 バナナは皮をむいてひと口大に切り、材料すべてと一緒にミキサーに入れて攪拌する。
2 グラスに注ぎ、好みでシナモンパウダーを振る。

| たんぱく質 | 脂質 | カルシウム |
|---|---|---|
| 7.9g | 7.1g | 185mg |

## バナナのサポートでたんぱく質を有効活用

中高年が積極的にとりたいたんぱく質は、とった分だけ吸収されるわけではありません。たんぱく質はアミノ酸に分解されて吸収され、再びたんぱく質を合成して組織や細胞の成長・修復に。その際、不可欠な**ビタミンB6をバナナで補いつつ、牛乳だけでは不足しがちなマグネシウムを豆乳で補えば疲労回復にも効果的**です。

ミルクドリンク 4

# ザクザクいちごのダブルミルクドリンク

ここに効果的!》》 回復力 美肌力

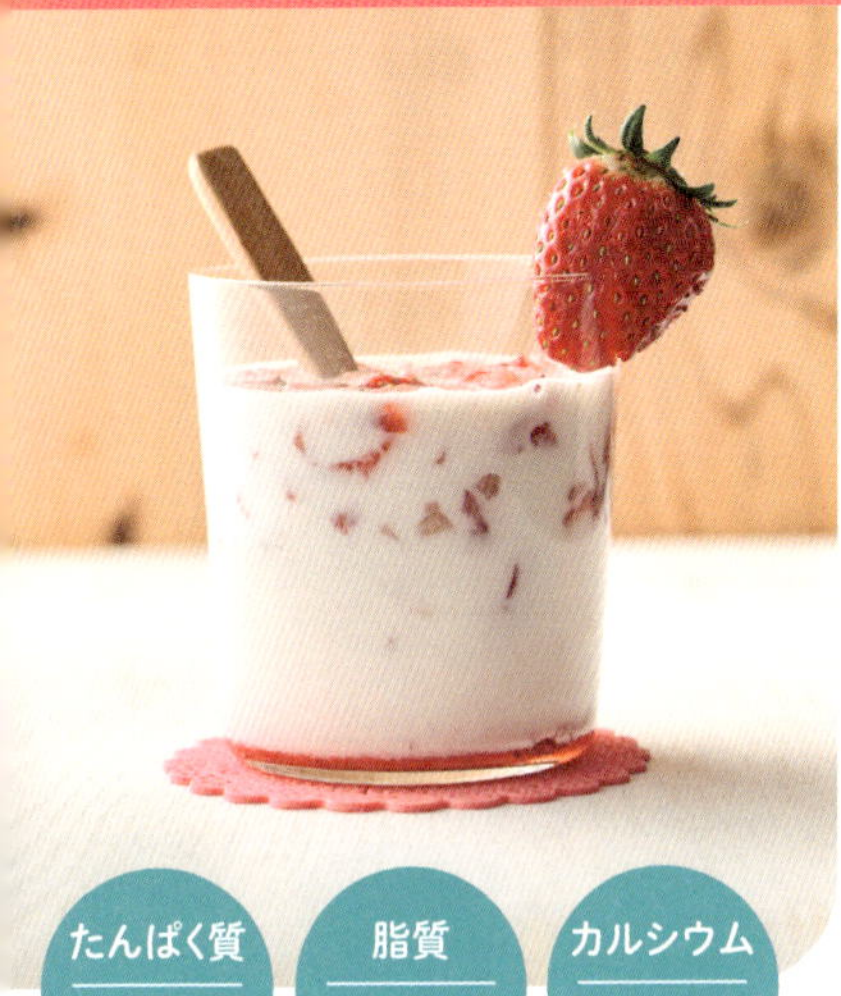

たんぱく質 4.6g
脂質 5.4g
カルシウム 153mg

## 材料 1人分

| | |
|---|---|
| いちご | 5粒 |
| てんさい糖 | 大さじ1 |
| アーモンドミルク（砂糖不使用） | 50～100ml |
| 牛乳 | 100ml |

## 作り方

1 グラスに5㎜角にしたいちご、てんさい糖を入れて混ぜる。

2 アーモンドミルク、牛乳を混ぜて、**1**にそっと注ぎ入れ、好みでいちごを飾る。

## ＋ビタミンCで肌の酸化を防ぐ美肌ドリンク

お肌にピンとハリがあって潤っていると、実年齢より若々しく見えます。美肌をキープするためには肌の代謝をよくして、シミやくすみの原因になる酸化を防ぐこと。

牛乳には代謝に欠かせない、**肌のターンオーバーを促すたんぱく質やビタミンB12が豊富。酸化を防ぐビタミンCが豊富ないちごを加えれば、美肌ドリンク**に。

ミルクドリンク 5

# 黒ごまきな粉のホットココア

ここに効果的！ 回復力 免疫力

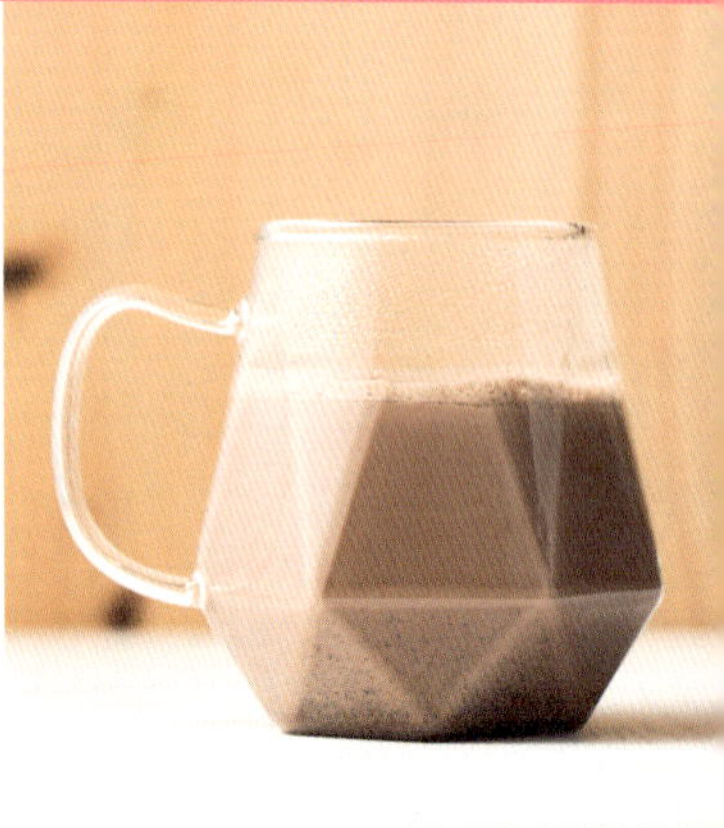

## 材料 1人分

ピュアココア……20g
砂糖……小さじ2
牛乳……150〜200ml
きな粉……大さじ1/2
すり黒ごま……小さじ2

## 作り方

1 小さめのボウルにココア、砂糖、牛乳を大さじ1ほど入れてよく練り混ぜ、ペースト状になったらきな粉、ごまを加えてさらに練る。
2 牛乳を少しずつ加えて溶きのばしたら鍋に移し、かき混ぜながら沸騰する直前まで温めて完成。

| たんぱく質 | 脂質 | カルシウム |
| --- | --- | --- |
| 13.6g | 16.0g | 318mg |

## 3食材のたんぱく質で代謝を上げる

冷えは血流を滞らせてしまい、酸素や栄養素の全身への巡りがスムーズにいきません。そのためさまざまな不調が出やすく、体にも負担になり免疫力の低下にも。**牛乳、ココア、きな粉のトリプルたんぱく質をとれば代謝が上がり、体を温まります。**ココアの苦み成分、**テオブロミンは免疫を高める効果も期待大**です。

# 第5章

もっと好きになる！

# 牛乳の新常識

たんぱく質とカルシウムだけが牛乳の強みではありません。さらなる健康効果、新たな魅力を探りました。

## 1。牛乳は幸せをつくる飲み物

みなさんはどんなときに幸せを感じているでしょうか？ 可愛い動物を見たとき、気持ちのいい朝日を浴びたとき、おいしい食事をしたときなどでしょうか。

こうした幸せを感じるとき、私たち人間の脳にはセロトニンというホルモンが分泌されます。これは「幸せホルモン」ともいわれ、分泌されるとほっこりした気持ちになったり、穏やかな気持ちになったりもします。

では、どうしたらセロトニンが分泌されるのか。それは適度な運動や太陽の光を浴びること、質のよい睡眠、深呼吸などリラクゼーションや、大切な人と楽しい時間を過ごすことも含まれるでしょう。

そして、**セロトニンの分泌量を増やす最も簡単な方法は食事。セロトニンの材料となるトリプトファンが含まれる食材をとること**です。鶏肉やさけ、まぐろなど脂肪分の多い魚、卵、そして牛乳などの乳製品に多く含まれています。だから牛乳を飲むと、セロトニンのおかげで少し気持ちが落ち着くことがあります。

**カルシウムもまた、心の安定を促してくれる栄養。**カルシウムは骨の材料となり骨を強くするということを、本書ではここまで繰り返しお伝えしてきました。さらに、**カルシウムには神経系を正常に機能させ、過剰な興奮を抑える働きもある**のです。

イライラしていると「カルシウムが不足しているんじゃないの?」と言われるのはそのため。筋肉の収縮と弛緩を調整する働きもあり、筋肉がリラックスすることで体や気持ちも緩みます。これもまた幸せの感覚でしょう。

牛乳は栄養バランスがよく飲みやすいという健康面からのメリットが多いですが、**セロトニンとカルシウムのダブル効果で精神的にもよい影響を与えてくれる飲み物なのです。**

――。

## アミノ酸スコア100でたんぱく質を最大限に活用

スーパーなどで簡単に手に入り、冷蔵庫にも常備されていることの多い牛乳。さまざまな種類の栄養素が含まれているため、とても機能的な飲み物ですが、なかでも突出して優れているのがアミノ酸スコアの高さです。

「アミノ酸スコア」なんて難しい言葉は聞いたことがないかもしれませんが、簡単にいうと、アミノ酸がどれくらい含まれているかの値で、それが高いほど質のよいたんぱく質といえます。

たんぱく質は筋肉や皮膚、髪などの細胞の材料となり、体をつくってくれるもので、人間が生きていくためになくてはならない栄養素です。筋肉や皮膚、髪などそれぞれに存在するたんぱく質は、20種類あるアミノ酸の連なりなのです。20種類のアミノ酸が設計通りに連なり、たんぱく質に合成されてさまざまな働きをします。食材によっても含まれるたんぱく質が違うため、いろいろな種類の食材を食べることで20種類のアミノ酸を網羅することが理想です。

アミノ酸の中には、自力でつくることができない9種類のアミノ酸（イソロイシン・ロイシン・リジン・メチオニン・フェニルアラニン・スレオニン・トリプトファン・バリン・ヒスチジン）があります。これらは**「必須アミノ酸」**といい、食べることでしか摂取できません。

**この9種類の必須アミノ酸の含有率を数値化したのが「アミノ酸スコア」です。**

しかし必須アミノ酸は案外、厄介もの。というのも、9種類のアミノ酸のうちいちばん少ないアミノ酸の量に合わせてたんぱく質合成をしてしまうので、ほかのアミノ酸が利用される量が制限されてしまいます。

例えば、9種類のアミノ酸のうち、8つが100あったとしても、1つが70なら8つのアミノ酸の30はたんぱく質の合成に利用されません。こうしてたんぱく質が不足すると、健康な体の維持が難しくなるのです。

この**アミノ酸スコアが100となるのが牛乳、肉、魚、卵。**たんぱく質がとても高品質で筋肉や皮膚、髪の成長や修復、酵素の生成、ホルモンの調整など、たんぱく質の働きが最大限に生かされます。

――。

## ホルモンと免疫細胞の材料が入っている

中高年にさしかかって以降、多くの人たちからなにかと嫌われがちなコレステロール。牛乳を飲みたくないという人の中には、コレステロール嫌いな人も多くいます。それは、コレステロール値が高いと動脈硬化が進んで心筋梗塞になりやすいという思い込みからでしょう。これに関しては第1章で説明していますが、間違った情報をすり込まれているだけです。

**「コレステロール値は高めがいい」は、近年においては常識中の常識。**そういった疫学データが世界中でいくつも出ています。

コレステロールは人間の細胞を包み、外部の有害なものから守る細胞膜をつくっています。コレステロールが不足すれば、細胞の再生がスムーズにいかず、内臓や筋肉、肌など瞬く間に老化が進み、病気のリスクが高まります。

また、**コレステロールは免疫細胞の重要な材料。免疫細胞の一つであるNK（ナチュラルキラー）細胞は、がん細胞の元となるものを追い払う役割があります。**

最近の考え方だと、極悪非道のように扱われている内臓脂肪の細胞は免疫細胞をつくり出しているといわれるようになりました。私の肌感ではありますが、内臓脂肪が多くておなかがぽっちゃりしている人のほうが免疫力は高い、そう感じています。

だから「コレステロール値が高い＝カロリーが高い＝食べると太る」という方程式のもと、肉や乳製品は控えるのは、高齢者にとってはかえって危険なように思います。

さらには**女性ホルモンや男性ホルモンも、コレステロールが材料になります。**男性ホルモンが減れば性欲は衰え、意欲もなくなり、人付き合いが減って老け込んで、なれの果ては孤独な老人になってしまいます。女性ホルモンが減ってしまえば、更年期の症状が強く出たり、骨粗しょう症のリスクが高まったりします。

だから**コレステロール値を下げることばかり考えた食生活は危険**です。

コレステロール値が高いからと、牛乳が嫌われものになっていたのは今は昔、過去の話です。

しかもコレステロールは乳製品以外でも、大切なたんぱく質源となる肉や魚、卵といった動物性の食品に多く含まれています。コレステロール以外の栄養素を考えると、豆乳やアーモンドミルク、オーツミルクやココナッツミルクといった第三のミルクもいいのですが、コレステロールに関してはこれらの第三のミルクではカバーできません。やはり**「牛乳が最強」**です。

ーー。

## 生活習慣病の予防にも期待大

健康診断のたびに気になる生活習慣病。生活習慣病とは長期間にわたる不健康な生活習慣が原因で発症する病気の総称で、糖尿病、高血圧、脂質異常症、脳血管疾患、心臓病、肥満などのことをいいます。

特に日本人に多い糖尿病の予防には、血液中のブドウ糖（血糖）の濃度を適切な範囲内に保つ血糖値のコントロールが鍵となります。**牛乳は食後の血糖値の上昇を緩やかにする特徴を持つ低GI食品でもあります。**朝食時に牛乳を飲むことで、食後の血糖値の上昇を抑える効果が期待できます。その効果は昼まで続き、昼食時の急激な血糖値の上昇も防ぐといわれています。

また、**牛乳に含まれるたんぱく質はホエイプロテインといって食べ物の消化吸収の速度をゆっくりにしてくれる特徴があるため、急激な血糖値の上昇を防いでくれます。**消化吸収がゆっくりで胃の滞在時間が長いことで、満腹感を得やすく、食べ過ぎを抑えてくれるため、肥満の防止にも牛乳はひと役買ってくれます。

カルシウムやカリウムといったミネラルもしっかり含まれているのが牛乳の素晴らしいところ。**カルシウムは骨の健康だけでなく、血管の収縮を調整するため、血圧を安定させる役割があります。カリウムは、体内の余分なナトリウムを排出して塩分濃度を調整。塩分の取り過ぎによる高血圧を抑える働きがあります。**

バランスよく多くの栄養素が含まれている牛乳は、さまざまな病気のリスクの軽減に役立つ、かなり優秀な飲み物だということがおわかりいただけたでしょう。

——。

## エネルギーを効率よくつくる最高の栄養バランス

「おにぎり1個食べたら元気になった」「大好きなチョコレートを食べたら疲れが吹き飛んだ」という経験があるかと思います。でも、それは食べたそのときだけのこと。人間の体が食べ物からエネルギーをつくり、しかもそれを使えるようにするという代謝活動には、複数の栄養素が必要です。

まず、**エネルギーの材料となるのが炭水化物（糖質）、たんぱく質、脂質の三大栄養素です。このどれもを含んでいるのが牛乳のいいところ。**

牛乳に含まれる炭水化物は「乳糖」で、摂取されると小腸で分解されて血液中に吸収され、細胞に運ばれてエネルギーをつくります。その際にビタミン$B_2$やビタミン$B_{12}$が必要ですが、そのどちらもが牛乳には含まれています。

豊富に含まれるたんぱく質はアミノ酸に分解されて、血液中に吸収されます。吸収されたアミノ酸は体内のさまざまな組織や細胞に運ばれます。運ばれた場所で新しいたんぱく質を合成して筋肉、酵素、ホルモンの材料として使われたり、エネルギーを生成して細胞内のさまざまな活動にも使われます。このときもビタミンB群はなくてはならない存在です。

乳脂肪分もまた、消化・吸収を経て血液を通じて体の細胞に運ばれて、エネルギーを生成します。この際にもビタミン$B_2$とビタミン$B_{12}$は必要になります。

つまり**エネルギーをつくるには、その材料である炭水化物（糖質）、たんぱく質、脂肪と、エネルギーをつくるサポートをするビタミンB群が必要不可欠。**それらすべてが含まれる牛乳は、まさに高齢者の元気を支えてくれるものです。

エネルギーは体を動かすといった活動時にだけ必要なのではありません。細胞や皮膚、筋肉、血管などを修復、成長させるのにも必要です。ですからエネルギーが不足していると、疲れやすいとか倦怠感がある、あるいは体が重いというだけでなく、皮膚の傷の治りが悪い、血管が脆くなるということにもつながります。病気だけでなく、なんとなくの不調の原因にもなっているので、栄養だけでなくエネルギーという側面からも、牛乳は優秀食品なのです。

## 牛乳で胃をケアできる

みぞおちのあたりがキリキリ痛む、シクシクする胃痛はしんどいですよね。食事もとりたくなくなるし、食べたらまた痛みが出ることもあります。こうした胃痛の原因は、過度なストレスや不規則な食生活、胃の病気などが考えられます。

胃には食べ物の細菌やウイルスを殺菌するために強い酸性の胃液が分泌されていますが、胃の粘膜には胃酸から守る仕組みがあります。この胃を守る仕組みと胃酸のバランスが崩れると、胃の粘膜が傷ついてしまい、胃痛を引き起こします。

**胃痛を和らげるのにも牛乳は有効です。牛乳に含まれているたんぱく質は、傷ついた胃粘膜を保護するだけでなく、修復する材料にもなります。そのため、胃痛を和らげる作用が期待できます。**

ただし、牛乳に含まれている乳糖をうまく消化できない「乳糖不耐症」の人は注意が必要です。腹痛が起きる可能性もあるので、その際は白湯や経口補水液を飲むようにしましょう。

余談ですが、アルコールを飲む際に「牛乳を飲むと酔わない」というのを聞いたことがあるでしょうか。

結論からいうと、多少酔いが回るのが遅くなる程度です。アルコールを摂取していて、その量には変わりないわけですから、酔わないわけではありません。ただし、**アルコールを飲む前に牛乳を飲むと、胃の粘液層に牛乳がべったりと張りつき、胃でのアルコールの吸収を妨げるため、多少は酔いが回るのが遅くなる**ようです。

反対に、空腹で飲むと、胃に何も入っていない状態で、入ってきたばかりのアルコールを率先して吸収するので、すぐに酔ってしまいます。ちなみに、牛乳だけでなく、ヨーグルトにも同じようなことがいえます。

この章でご紹介した新常識の数々。知ればますます牛乳の魅力を理解していただけたのではないでしょうか。

# 第6章

和田式

# 好きなものを楽しく食べる生き方

元気でイキイキと生きてこそ老後は充実します。そのためには、自分の好きなことを最優先させましょう。

# 薬は病気を治し、栄養は人を元気にする

## 少々体調が悪くても薬頼みになってはいけない

日本の高齢者は少し体調が悪いとすぐに病院に行き、薬をもらうと安心する。そんな傾向があるように思います。

内閣府がなかなかおもしろい統計を取っています。1980年から5年に一度、「高齢者の生活と意識に関する国際比較調査」を実施。直近では、2020年に発表された調査から、高齢者で「月に1回以上、病院や診療所に行く人の割

合」は、日本が6割、アメリカは2割、ドイツが3割、スウェーデンは1割という結果が出ました。一方で、「健康である」「あまり健康とはいえないが、病気ではない」という人は、日本は男性が91・2%、女性が92・2%。つまり9割の人が病気ではないのに、月に1回以上、病院や診療所に行っていることになります。

そして病院へ行き、医者に体調の相談をして薬をもらって安心する。果たしてこれでよいのでしょうか。

こんな患者さんがいました。50代で腰痛になり整形外科で痛み止め薬を、60代になると血圧とコレステロール値が高いといわれ、内科でそれらを下げる薬を2種類、その後は頻尿や尿意切迫という症状が出て過活動膀胱の治療を泌尿器科で受けて薬を3種類、合計6種類もの薬を飲んでいるというのです。**病院に行く回数は年々増え、年をとればとるほど薬が増えていく。これは決して当たり前のこ**

**とではありません。**

どんどん薬が増えてしまう背景には、日本の医療が内科、胃腸科、外科、泌尿器科といった臓器別診療であることが関係しています。医師は自分の専門分野はきちんと治療ができますが、それ以外は素人も同然。そこで医者向けのマニュアル本を参考にして薬を出すことになります。

高齢者の場合、薬の効き方の特徴やほかの薬との飲み合わせは若い人とは違うので、よく考えなくてはいけません。ですが、マニュアル本は年齢や体重を問わず、若い人と同じ標準的な処方が書かれています。そのためマニュアル本に沿って一人の医師が数種類も処方すれば、かかった科の分だけ薬が増えるというからくりです。

ここで問題なのが、**薬の副作用を別の病気と誤認して、そのためにさらに薬を**

**増やしていくこと。**

例えば認知症薬の中には尿失禁という副作用があるものがあります。これが副作用ではなく、症状の一つだと考え、尿失禁を改善するための薬が処方されます。この薬は抗コリン薬といって、薬剤性せん妄という副作用を起こします。「知らない人が私のお金を盗んだ」など、あり得ないことを話しはじめたりします。

こうして高齢者は薬頼みになり、気づけば薬漬けの日々に。**病気を治して元気になるために飲んでいるはずの薬が、副作用や体に負担になることがあり、結果的にかえってヨボヨボになってしまうことにもつながります。**だから、薬頼りになってはいけないのです。

──。

## 薬に頼る前に、どう生きたいのか考えてほしい

**薬はあくまでも病気を治すためのものです。**しかし、例えば動脈硬化になりやすい人の体質を変えられるかというと、それはできません。私は精神科医をしていて思うのは、うつ病の人に対して薬で症状を少し抑えることはできます。でも性格は変えられないのと同じです。それなのに薬頼みの人が多過ぎるのです。**薬では、若返ることもできなければ、元気になることもできません。**

処方されたまま薬を飲む前に、ぜひ「残りの人生をどう生きたいのか」を考えてもらいたい。一日でも長く生きたいのか、多少寿命が縮んだとしても、好きなものを食べて好きなことをして生きたいのか。何が自分の理想なのか考えてほし

いのです。

私は好きなワインを飲んで肉を食べて映画をつくって。多少基準値より数値が高くても自分の好きなことをして生きていきたいと思っています。

## 栄養こそが元気にしてくれる

これからどう生きたいかを問われて、何がなんでも長生きしたいとだけ思っている人は少ないと思います。

医療が発達して確かに寿命は延びました。感染症を防ぐ薬、がんの治療など日進月歩です。だからなのでしょうか、医師は現代の医療技術と知識でいくらでも延命できると思い込み、患者さんに幻想を抱かせてしまう。そんな**長生き至上主義が浸透してしまっている**のです。

そうして、患者側は少し悪いところがあれば薬をもらう、節制した生活をするということへと誘導されていくのです。しかし所詮《しょせん》、医者の治療や処方は、ほんの少し延命したり死亡率を下げる程度です。これだって、大規模調査ではないので本当のことはわかりません。

よく考えてください。大好きなお酒も飲めない、薄味の塩分控えめの食事しか食べられないなんてつまらないと思いませんか？

私は血圧170／100㎜Hg、血糖値は300㎎／dℓ、中性脂肪は1000㎎／dℓで、しっかりと基準値を超えています。それでも節制することなく、大好きなワインを飲み、肉をしっかり食べて、週に5回はラーメンを食べ歩いています。それでもコロナが陽性でも症状は出ないし、至って元気。そして何よりも毎日が楽しい！　これが大切だと思っています。

**確かに薬は病気を治すけれど、元気にするかどうかは別の話。元気にしてくれ**

**るのは栄養、免疫、娯楽。**これらは確実に人を元気にしてくれます。高齢になると栄養より薬を信用しがちですが、元気に長生きした日野原重明先生も瀬戸内寂聴さんも、肉をモリモリ食べて好きなことをしてイキイキと人生を全うしました。

人間の寿命を延ばしてくれるのは、医療の発達や薬だけではありません。**大幅な栄養状態の改善が老化を遅らせてヨボヨボを回避し、元気にしてくれた。結果、日本人の寿命が延びたのです。**

大正時代から昭和初期にかけての平均寿命は50歳。ところが戦後はアメリカ軍が脱脂粉乳を配り、肉を食べる機会が増えてたんぱく質やコレステロールがとれるようになったことが寿命が延びた要因として大きいでしょう。**体をつくる筋肉、皮膚、細胞、血管、ホルモン、免疫力のすべてが向上したのは栄養のおかげ**なのです。

# 慣れ親しんだ牛乳をもっと楽しんで飲む大切さ

## 牛乳を嫌う人は牛乳に泣く

子どもの頃、牛乳は瓶に入っていて配達してもらったりして、自宅でもよく飲んだもの。当然、給食にも出て体によい飲み物の代表でした。

ところが粗食ブームだの、コレステロール値が気になるだのの情報が飛び交い、間違った知識によって、気づけば「牛乳は悪」と勘違いされるようになりました。

いやいやよく考えてください。成長期の子どもにとってカルシウムやたんぱく質がバランスよくとれる牛乳は重宝されてきたはずです。成長段階の子どもにとって必要なものは、高齢者にとっても必要なのです。

なぜなら、**子どもは成長過程で体の修復力や維持力、免疫力が低い傾向にあります。高齢者も老化によってそれらが低い傾向に。だから、それを栄養で補う必要があるのです。**

そう考えると、牛乳はかなり優秀です。とにかく栄養バランスがいい。その上、食欲がなくても歯が悪くても飲みやすい。飲まないなんてもったいない！

だから世間にはびこっている情報に惑わされて「なんとなく牛乳って健康によくなさそうだから飲まない」と勝手に思い込んで嫌ってしまい、牛乳を飲まない。こういう人は、年齢を重ねて食事量が減って低栄養状態となり、ヨボヨボになるスピードが速まるかもしれません。牛乳は悪者ではないのに……。

こうした理由から、むやみに牛乳を嫌わなくてもいいのではないかと切に思うのです。

## おいしく飲んで食べる方法が牛乳にはある

——。

60代半ばにさしかかった今でも、私は大好きな肉はしっかり食べられるほど胃腸が丈夫です。それでも、とんかつはさしの入ったロースは少しきつくなってきて、近頃はヒレを食べるようになりましたが、同年代よりは肉を食べることでたんぱく質をとれていると思います。

みなさんはどうでしょうか？　できれば**1日に「体重×1.2g」くらいのたんぱく質をとってほしい**ですが、実際は足りていない人が多くいます。

**足りないたんぱく質を補充するのに牛乳はとても便利。牛乳はいろんな飲み方、食べ方ができるのもいいところです。**そのまま飲んでももちろんいいですが、果物や炭酸水、ココアやコーヒーなどに入れて飲んでもおいしいし、料理にも使えるのでどんどん取り入れてほしいのです。

しかも牛乳を原材料としたヨーグルト、バター、チーズなども栄養価は同じように高いので、牛乳ばかりでは飽きてしまうという場合は、ほかの乳製品でもきちんと栄養を補えます。

さらに、牛乳とバターほど塩と合うものはありません。バターは卵や砂糖などとも相性がよく、スイーツの材料でもあります。アイスクリームやバターをたっぷり使ったクッキーなどでも、乳製品の栄養をとることができます。

牛乳のよさを柔軟に取り入れれば、もっと楽しくおいしく味わえるはずです。

# 数値よりおいしさ、満足、栄養

## ――。健康診断の基準値に一喜一憂する必要はない

毎年、生真面目に受けている健康診断。結果が届くのをドキドキして待ち、基準値との数値の差に一喜一憂する。再検査となれば、深刻な病気なのではと夜も眠れない。これでは健康診断のプレッシャーはあまりにも大き過ぎます。そんな重圧を少し軽くしましょう。

年齢とともに値が上がって気になる「血糖値」「血圧」「コレステロール値」。こうした数値が基準値なら健康、異常値なら病気という誤った考え方が一人歩きしています。**基準値は病気を見つけるための目安ではありますが、納得できるような医学的な根拠はない**のです。どちらかというと統計学のようなもので、慢性的な疾患がない「健常者」の平均を中央値として、上下95％に収まっていれば基準値と設定しています。そこから外れると異常となります。だから血糖値や血圧、コレステロール値が「異常」と判定されたとしても、明らかに病気である、近い将来病気になるという医学的根拠はありません。

そもそも**年齢とともに血糖値や血圧は上がりやすい**。年とともに衰えるのは目に見えるところだけではありません。**ホルモンを分泌する能力も衰えるし、血管もしなやかさを失います。**

食事をした際に、膵臓《すいぞう》から分泌されるインスリンというホルモンは食事によって血液中に増えた糖（グルコース）を細胞にとり込み、エネルギーとして利用して血糖値を調整します。しかし、**加齢によってインスリンの働きが鈍くなるため、血糖値は上がる傾向にあります。**

元気そうに見える高齢者でも、血管は硬くなりしなやかさを失っている人も多い。体の柔軟性が失われていくのと似ているかもしれません。血管が硬くなれば動脈硬化は少しずつ進みます。こうした状態で全身に血液を届けようと、一生懸命に血圧を上げるのです。だから**年齢とともに血圧が高くなるのは自然なこと。**基準値より多少高くても気にする必要はありません。基準値は高齢者のための値ではなく、元気な若者にとっての基準値なのだと捉えるくらいでいいと思います。

コレステロール値もまた、年齢とともに上がる傾向にあります。特に女性の場合は更年期以降、女性ホルモンであるエストロゲンの分泌量が減ることでコレステロール値の上昇に影響を与えています。

**健康診断の数値はあくまでも基準値。それが自分にとって「ちょうどいい数値」とイコールではありません。**

## ——。血糖値、血圧、コレステロール値が高い人ほど元気

高齢者専門の精神科医としてのべ6000人の高齢者と接してきました。そのなかで気づいたのは、高齢者はとにかく数字を気にし過ぎているということ。繰り返しになりますが、検査の基準値はあくまでも目安。20歳の人も90歳の人もその値が同じなのは、どう考えてもおかしいでしょう。

多くの高齢者を診てきたなかで、イキイキとして元気な人の共通点の一つは、血糖値、血圧、コレステロール値のどれもが基準より高いということ。

**中高年にとって血糖値は低過ぎるほうが問題です。糖質は脳の唯一のエネルギー源ですから足りなければ頭が働かないし、体に力が入りません。**低血糖でふらついて転倒でもしたら大変なことになります。血糖値は歩くだけでもかなり下がりますから、無理に糖質を減らしたり、薬を飲んだりしなくても問題ないのです。むしろ糖質を減らして起こる害のほうが圧倒的に大きいのです。

血圧は血液を巡らせる圧力です。年齢とともに血管は硬くなるので、血圧が高くなるのは当たり前のことと先ほども説明しました。**血圧を下げようとしたら、脳に血液が巡らないので頭が働かない、ボーッとするなど判断力の低下となります。**実際、私も薬を飲まないと200／100㎜Hgくらいありましたが、基準値の140／100㎜Hgまで下げてしまうと、頭が働かなくてとても仕事にはなりません。そこで調整して170／100㎜Hgくらいにしています。若い人でも低血圧の人は元気がないでしょう？　高齢者だって同じことなのです。

**コレステロールも同じ。免疫細胞やホルモンといった健康を支える上で大切な組織をつくる材料です。この値を下げてしまえば、免疫力が下がって病気になりやすくなる**のは目に見えています。

**高血糖、高血圧、高コレステロールを敵視して、数値を下げることが高齢者にとってヨボヨボを加速させてしまいます。**そして数値を下げるために〝あれも食べられない、これもダメ〟ではストレスが溜まりますよね。これは免疫力を下げることにほかなりません。肉や乳製品はコレステロールが高い、ご飯やパンは血糖値が高くなる、塩分をとれば血圧が上がるといっていたら、おいしいものは何も食べられません。

# こだわらない。自由な食べ方で健康長寿

## 寿命が延びてもヨボヨボでは意味がない

高齢者専門の病院で35年以上にわたり多くの人を診てきて思うのは、あまりに死ぬことに恐れを感じて、「寿命が長いことこそが大切」という考え方をしている人が多いということです。どんなに抗っても、老いも死も避けられません。それを受け入れて、**老いてもなお続く人生をいかに元気に過ごせる「健康寿命」を延ばすことが幸せなのではないか**と、しみじみ思います。そのためには、ヨボヨ

ボにならないことがとにかく大事です。

現代の医療は病気の治療と予防に力を注ぎ、目指すのは死亡率を減らすことに相当重点を置いています。しかし**単に寿命を延ばすのではなく、日常生活を健康にイキイキと過ごし、介護を必要としない「健康寿命」を延ばさなくては人生を謳歌できないのです。**

せっかくあれこれ健康のことに気を使っていても、そのやり方が間違っていたら意味はありません。とにかく長寿至上主義ゆえに、検査で血糖値、血圧、コレステロール値が基準値を上回れば、ほぼ強制に近い感じで薬を飲まされます。確かに、心筋梗塞や脳血管疾患といったリスクは下がるかもしれません。しかし、同時に元気はなくなる、食べたいものは我慢、あれもこれもダメと節制ばかりの毎日です。

医師に言われたまま薬を飲んでいたらヨボヨボになります。イキイキと生きたいのであれば、自分で考えて選択することが大切で、それが残りの人生を決めるといってもいいでしょう。

**70、80歳過ぎてもイキイキしていれば労働力になるし、ヨボヨボしていれば介護が必要になる。たとえ同じ寿命であっても、イキイキとヨボヨボの分かれ道により、これほどまでに人生に差が出てしまいます。**高齢まで生きることが実現できたとしても、「健康寿命」が長くなければ意味がありません。

そして何よりも、幸せを感じながら老後を生きることが大切です。これがまさに、**高齢者ならぬ、本物の「幸齢者《こうれいしゃ》」**でしょう。

――。

## 老いに怯えず、おおらかに

70代の後半に差し掛かると、認知症を心配する人が急激に増えます。「認知症にだけはなりたくない」「絶対に周りに迷惑をかけたくない」「ボケたら人生終わり」と思ってしまうのです。

**3000人以上の認知症患者を診てきた経験からいうと、認知症は重大な病気ではなく、老化現象のひとつに過ぎません。**高齢になれば脚腰が弱り、視力や聴力が低下するのは至極当たり前のことで、それと同じことなのです。

多くの高齢者の解剖結果を見てきましたが、85歳以上でアルツハイマー型認知症の変性がない人はいませんでした。つまり誰もが脳の変性は避けられず、症状が出るか出ないかの差なのです。しかも、ゆっくりとしか進みません。

しかし、脳の老化や萎縮などの変性は避けられなくても、実際の脳の機能としては少し違います。脳の状態からするとアルツハイマー型認知症になっていても、85歳以上の人に認知機能テストをすると、認知症と診断されてしまう人は4割、日常生活に支障をきたすレベルの認知症は16％の人しかいないのです。

だから、**「同世代はみんなボケていくんだから、みんなでボケれば怖くない」**くらいの気持ちでいるほうがよっぽどラクです。それに認知症がある程度進むと、嫌なことを忘れてしまうためか、明るく多幸感がある人が多い。だからそんなに恐れることはないのです。

寿命が近づき死が現実的になると、多くの人は急に怖くなります。

「もう年だから」「老い先長くないし」と生活や考え方が内向きになっていきま

す。そんなときは**「老いるのはみんな同じ、どうせいつかは死ぬんだから」**とおおらかに考えてみてください。すると、ただただ恐怖心を持ったまま死を待つのではなく、やりたいことをやらなきゃ損という気持ちになってきます。

「痛い」「つらい」となれば病院にかかり、それを抑える薬が必要なときもあります。ですが、何でもかんでも医師の言うなりにならなくていいんです。**医師は神でもないし、絶対でもない。それよりも好きなものを食べて、好きなことをして、わがままに、がまんの少ない人生で寿命を使い切る。**

そんなふうに考えたら、老いも死への恐怖もずいぶんと和らぐと思いますよ。

# おわりに

私は、血糖値、血圧、コレステロール値のどれも余裕で基準値を超えた「病気のデパート」でもあり、慢性の心不全という診断まで受けてしまいました。血圧と心不全だけは薬で調整はしていたものの、それでも基準値よりは高く、ほかは特に治療も投薬もしていませんでした。

ところが、２０１９年に、最も予後の悪いがんのひとつである膵臓がんの可能性が高いと言われました。このとき、異常に喉が渇き、夜中に何度もトイレに行く日々になり、体重は５kgも減ったのです。そして採血をしたらなんと血糖値が６６０㎎／dℓ。重症の糖尿病です。当時58歳、２年後の死を覚悟しました。

このとき考えたのは、**しんどい治療でなんとか生き延びるより、治療を受けず**

**に残りの人生を謳歌すること**でした。だから大好きなワインも肉も我慢せず、好きな仕事を思いっきりして、借りられるだけお金を借りて映画を撮ろうと。「どうせ、いつかは死ぬのならそれまで思いっきり好きなことをしよう」と開き直ったのです。

結果からいうと、がんは見つかりませんでした。

このときに芽生えた死生観は今でも変わりません。だから、コロナ禍でも営業している店を探しては美食を楽しみ、なかなか予約のとれない人気の宿の予約がとれて国内旅行を満喫しました。おかげで毎日が楽しく、健康そのものです。

私の周りを見ると、元気で長生きしている人には共通点があります。

尊敬してやまない、そして老後の見本というべき医師の養老孟司先生は、80代半ばを過ぎてもたばこを堂々と吸い、虫を捕るために世界各国に出かけ、好きなことを好きなだけしてイキイキとしていて素敵な先生。そんな先生も糖尿病で半年間、入院して治療を受けていました。

105歳で亡くなった日野原重明先生も、100歳超えても診療や講演、執筆活動をし、大好きな音楽を楽しみ、しっかり肉や魚を食べていたそうです。

こうして元気で長生きする人は、食事の節制などはせず、しっかり食べて自分の好きなことに時間を費やしていたという共通点があります。

一方、がん家系という知人がいるのですが、親族のうち一人だけががんを恐れてあれこれ我慢をしましたが、がんになりどんどん衰えていったそうです。

**残りの人生を考えたとき、いかに長く生きるかより、長生きして何をしたい**

**か、そのために健康でいることが健康長寿です。**そうなるために、牛乳だけでなく、肉も魚も野菜も、ときには甘いものもなんでも食べて元気でいてほしい。

薬や治療など医療に寄りかかる前に、今の食生活は栄養が満ち足りているのかを考えてほしいです。その上で、「健康のためにあれしよう、これやめよう」と制約をしてストレスを抱えるのではなく、食べたいものを食べ、好きなことを見つけて楽しく過ごすことを願っています。

それが**「健康長寿」への近道**だと信じて。本書がその一助となることを願っています。

２０２５年４月　和田秀樹

## 参考文献

『長寿の嘘』（ブックマン社）柴田 博

『牛乳のワナ』（ビジネス社）船瀬俊介

『ミルク世紀 ミルクによるミルクのための ミルクの本』
（美術出版社）寄藤文平、チーム・ミルク ジャパン

『牛乳読本 だれでもわかる牛乳の新知識 』
（NHK出版）土屋文安

**和田秀樹**（わだ・ひでき）

精神科医。1960年、大阪府生まれ。東京大学医学部卒業。東京大学医学部附属病院精神神経科助手、米国カール・メニンガー精神医学校国際フェロー、高齢者専門の総合病院である浴風会病院の精神科を経て、現在、和田秀樹こころと体のクリニック院長。高齢者専門の精神科医として、30年以上にわたり高齢者医療の現場に携わっている。

主な著書に、『80歳の壁』（幻冬舎新書）、『70歳からのボケない勉強法』（アスコム）、『どうせ死ぬんだから 好きなことだけやって寿命を使いきる』（SBクリエイティブ）、『医者にヨボヨボにされない47の心得』（講談社新書）などがある。

# 医師が教える 長生きする牛乳の飲み方
## たんぱく質をおいしくとって健康寿命をのばす!


発行日　2025年5月6日　第1刷
発行日　2025年5月30日　第2刷

著者　和田 秀樹

本書プロジェクトチーム
編集統括　柿内尚文
編集担当　小澤由利子
編集協力　峯澤美絵
料理レシピ監修　金丸絵里加
デザイン　田村梓（ten-bin）
DTP・図版制作　藤田ひかる（ユニオンワークス）
イラスト　髙栁浩太郎
撮影　難波雄史
校正　東京出版サービスセンター

営業統括　丸山敏生
営業推進　増尾友裕、綱脇愛、桐山敦子、相澤いづみ、寺内未来子
販売促進　池田孝一郎、石井耕平、熊切絵理、菊山清佳、山口瑞穂、吉村寿美子、矢橋寛子、遠藤真知子、森田真紀、氏家和佳子
プロモーション　山田美恵、川上留依、鈴木あい

編集　小林英史、栗田亘、村上芳子、大住兼正、菊地貴広、山田吉之、福田麻衣、宮崎由唯
メディア開発　池田剛、中山景、中村悟志、長野太介、入江翔子、志摩晃司
管理部　早坂裕子、生越こずえ、本間美咲
発行人　坂下毅

発行所　株式会社アスコム

〒105-0003
東京都港区西新橋2-23-1　3東洋海事ビル
TEL：03-5425-6625

印刷・製本　日経印刷株式会社




Printed in Japan ISBN 978-4-7762-1401-4